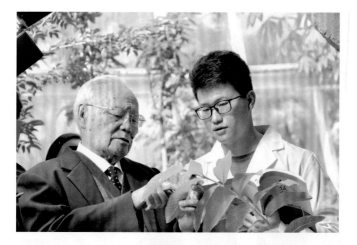

▶ 传授解惑
带教学生

U0297439

国家中医药
管理局局长于文
明（右一）、云
南省中医药管理
局局长郑进（左
二）与国医大师
张震（左一）亲
切交谈 ▶

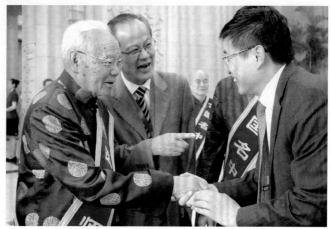

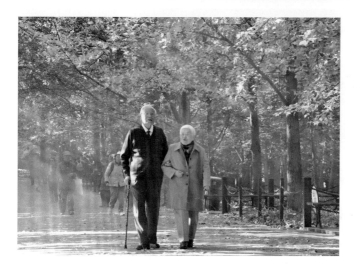

◀ 晚霞连理
漫步杏林

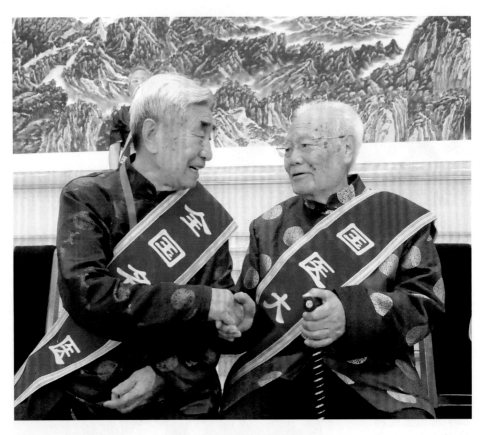

▲老友相见

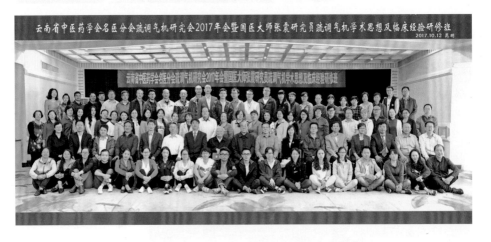

▲国医大师张震学术思想及临床经验研修班

国医大师张震

# 气机疏调论治

主审 张 震

编著 田春洪

中国健康传媒集团

中国医药科技出版社

# 内 容 提 要

本书介绍了国医大师、云岭中医疏调学派创始人，云南省中医中药研究院资深研究员、主任医师张震教授提出的"一体两翼"疏调气机的治疗理念。全书共分六章，前四章阐述了该法治病的基本原理及临床常用药物。第五章介绍了张老拟订的广谱基础通用方——张氏疏调人体气机汤的药物组成，说明了制方的依据，诠释了方义。第六章介绍了该基础方的化裁及临床应用。适合中医临床各级从业者、中医研究者及中医爱好者参阅。

**图书在版编目（CIP）数据**

国医大师张震气机疏调论治 / 田春洪编著 . —北京：中国医药科技出版社，2018.9

ISBN 978-7-5214-0321-3

Ⅰ . ①国⋯　Ⅱ . ①田⋯　Ⅲ . ①中草药－汤剂－验方　Ⅳ . ① R289.5

中国版本图书馆 CIP 数据核字（2018）第 123990 号

**美术编辑**　陈君杞
**版式设计**　也　在

出版　**中国健康传媒集团** | 中国医药科技出版社
地址　北京市海淀区文慧园北路甲 22 号
邮编　100082
电话　发行：010 - 62227427　邮购：010 - 62236938
网址　www.cmstp.com
规格　710 × 1000mm $^1/_{16}$
印张　8 $^1/_2$
字数　103 千字
版次　2018 年 9 月第 1 版
印次　2024 年 3 月第 4 次印刷
印刷　北京印刷集团有限责任公司
经销　全国各地新华书店
书号　ISBN 978-7-5214-0321-3
定价　**28.00 元**

获取新书信息、投稿、为图书纠错，请扫码联系我们。

# 序　言

　　中医学是中华民族原创的人类东方医学的杰出代表，其中蕴含着精深的医理、丰富的哲理和深厚的人文情怀，是中华民族优秀文化的重要组成部分。如孙思邈《备急千金要方·大医精诚》等有关古训，今天仍具有与社会主义核心价值体系相适应的思想道德基础和价值取向。历代名医大家及他们的学派传人、广大的中医药从业人员都是中医药学术文化延续和传承的载体，始终传承着这优秀的传统文化，并在诊疗技术的创新和医药学理论的深化发展方面做出贡献，从而使中医学屹立于世界医学之林。

　　目前，中医药学正面临着巨大发展的机遇，同时也处于发展的关键时期。过去的那些"以西解中""据西评中"等做法显然不合适，而能充分体现中医学自身发展道路的规律尚待进一步厘定及遵循。与时俱进地发展振兴中医学术，期盼着在精准继承的基础上不断涌现出更多的符合客观实际又具有导向性的新思想、新理念和新技术。从日常诊疗工作中获得的感知，属于一般临床医学业务实践的认识，有其自身的价值和意义，但尚不能完全取代当今规范化的临床试验研究等特殊实践之所得。学术界对于中医学理论之精华一般以沿袭重述者多，而重实际、有深度、高水平跟进提升弘扬者较少。尽管医学的最终目的在于维护和增进人民群众的身体健康而非完全为了治病，然而疾病仍是危害健康的重要原因。面对纷繁复杂的病机变化，医者们的认识、表述及处理又常是仁智各见、程度参差，能用明白晓畅之语言精准表述，同时提出合情合理且便于操作之具体方药、用于患者确能获得预期之疗效者，实不多觏。

云南省中医中药研究院资深研究员、全国名老中医药专家经验继承工作导师张震同志，学贯中西，医德高尚，学风严谨。他具有自身特色之学术思想和丰富的诊疗实践经验，医术精良，在群众中享有较高声誉，是中医界知名耆宿，不愧是德艺双馨的优秀学者。60年来他刻苦钻研中医经典，坚持工作在诊疗第一线为患者服务，实践中注重积累经验与深化认识，潜心探究辨证论治规律，对中医证候学及中医药治疗技术进行了精心的研究，成果丰硕。张震同志皓首穷经，勤求古训，博览群籍，采集众长，广纳信息，验之于诊疗实践，对已取得的认识不断提炼升华，酿成灼见，概括成文。根据我国古典哲学"气一元论"思想，溯源人身之气，定义气机概念，剖析人体气机失常之原因及其证候表现，阐明疏调人体气机之治疗原理，举荐自拟之广谱基础通用方疏调人体气机汤及化裁应用技术。此乃从长期反复之实践中取得的体验感知，再经过"心悟"式的思维加工而形成的理性认识，是用于指导临床工作的较全面完整的学术思想和技术操作规程及理论体系，是源于自觉遵循中医传统研究路线获得的难能可贵的学术成果。

由于张老十分重视培育中医后继人才，一贯无私传授自己的学术思想要领和临证用药诀窍，因此在其周围自然聚集了一批又一批学术继承人，于是形成了以张震同志为核心和创始人的云岭中医新兴的疏调学派，扩展了疏调人体气机疗法的临床运用，出版学术专著，举办继续教育项目等，繁荣了中医学术，赢得了群众的信赖和社会的认可。本书论点鲜明，求真务实，内容丰富，说理透彻，集思想性、学术性、系统性、实用性于一体，对于中医临床、教学、科研工作者参阅均有裨益，故特为之序。

云南省卫生健康委员会副主任

云南省中医药管理局局长

云南省中医药学会会长　　郑　进

博士研究生导师，教授

2018 年 4 月

# 前　言

　　华夏医药，精深博大，源远流长，其学术理论体系之形成已久。当我国古代历史进入公元前 21 至前 11 世纪殷周时期，社会经济文化较前发达，建立了医事制度，出现了职业医师，而巫术禁咒、祝由攘病渐受质疑。人们要求对疾病及生死等问题给以合理的解释，从而催生了医学理论的建立。为了揭示生命的奥秘，说明人体生理及病理变化的由来，古代医家引入了当时最具影响力的《周易》之阴阳，《洪范》的五行思想与观念，特别是老庄哲学关于气的学说，并在医学理论的创建过程中加以衍化延伸和发展。再经历代的补充和完善，自战国末期至两汉，医务界已汇集了无数代人通过医疗实践获得的大量关于健康与疾病等问题的较为理性的认识。又经过许多医家们在天人相应等思想的影响下，运用取类比象、五行归纳等方法进行加工疏理、综合概括，终于撰成了"世界医学史上极有价值的著作《黄帝内经》"（见《苏联哲学史》中译本 57 页），形成人类东方医学完整的理论体系。国际知名学者李约瑟在其巨著《中国科学技术史》（Science and Civilisation in China）一书中曾认为"中国人以他们的特殊天才发展起来的中国医学，这种发展所循的道路和欧洲迥然不同，其差别之大超过了任何领域"，同时也提出了一个有待进一步破解的"李约瑟难题"（Needham's grand question）。由于古代医学家们的世界观和思维方法深受我国古典哲学"气一元论"的朴素唯物观念和阴阳对立统一思辨方法的熏陶和影响，再加社会历史条件等原因，于是所循之学术发展道路自然异于西欧，以致我国已故物理学家钱学森也认为："中医理论，不是现代意义的科学，却是经典意义的自然哲学。但这部分'自然哲学'却不能让它消亡，因为现代还没有替代它的科学理论，中医现代化没有实现。"（见《大自然探索》1983第3期）中医学理论虽然引入了气和阴阳等哲学范畴，但已经使之医学化了，成为有关人体生理、病理、诊断、治疗等医学概念和术语。因此有别于专门研究自然界普遍规律的属于世界观理论的纯粹经典自然哲学。但应加强研究，遵循符合中医学自身发展规律的路子使之嬗变与升华，促进中医学卓越的原创理论的特色与优势与当今自然科学成就相结合，逐步实现中医药学的现代化。

国医大师、云岭中医疏调学派创始人、云南省中医中药研究院资深研究员、主任医师张震教授，是年临九旬的中医界知名耆宿，我国老一辈中西医结合医学家。他从小耳濡目染十分热爱中医，在系统学习中医之后，非常赞佩中医理论之精华，认为中医学是具有相应科学性的人类东方医学的杰出代表，诊病疗疾的思维方法先进，特色和优势鲜明，必须努力精准继承发扬和创新。为此他自觉秉承当年（20世纪50年代初期）党中央指示的西医学习中医必须"系统学习，全面掌握，整理提高"的12字方针。从全国首届西医离职学习中医三年制研究班以获得成绩优异奖状及银质奖章的荣誉毕业返回原单位医院后，即自觉以党中央指示为怀、身体力行、持之以恒、皓首穷经，上窥内难、下览百家、深入钻研中医理论，紧密联系实际，六十载如一日坚持工作在门诊病房第一线，自选研究课题，按设计要求认真观察中医药对多发病及疑难病证的疗效，术业日益精进，不断发表学术研究论文。1979年奉调组建云南省中医中药研究所（今研究院）为首任所长，同年亲手创办《云南中医药杂志》任该刊主编及特约撰稿人。本着继承传统、基于实践、创新致用的初衷，潜心投入中医药诊疗技术与理论研究工作，成为我国中医证候学研究的先驱知名学者，在"证"的自然层次结构及疑似证鉴别规律等方面提出过新见解和新理论。如《中医"证"的考察研究》《中医疾病的整理研究》等研究成果均获得省部级科技进步奖。先后在人民卫生出版社和上海科学技术出版社出版专著《疑似病证的鉴别与治疗》《中医症状鉴别诊断学总论》《中医证候鉴别诊断学总论》《张震中医实践领悟与研究心得》《辨证论治新理念与临床应用》、主编《中医疾病诊疗纂要》等。其中《疑似病证的鉴别与治疗》一书经日本人阵内秀喜等主动译成日文在东瀛传播交流。张老是云南省国医名师，享受国务院特殊津贴的优秀科技人员，云南省劳动模范。先后历任国家自然科学基金委、国家新药审评委、国家中药品种保护审评等委员会的委员等职。并担任过中华全国中医学会中医理论研究委员，中国中西医结合学会理事及中医外语专业委员等职。于2001年及2014年先后受全国中西医结合学会与中医药学会颁发之中西医结合贡献奖与对中医学术发展做出杰出贡献奖。

在长期扎根于中医的临床实践深入研究中医药学理论的过程中，张老十分注重积累自身在诊疗方面的体验和认识，勤于探索，善于思考，通过"心悟"历程使感性认识向理性方面转化和升华，再经反复实践的检验形成符合实际之理论，用以指导日常的辨证论治工作取得良好成效。通过对中医多种内治疗法的比较研究，确认疏调人体气机的治疗方法既有现实意义，又有较广泛的应用价值。因而尽力从该法的原理层面探究了气和气机的来龙去脉，揭示了气机失常的原委和病机变化的特点与证候表现，提出了"一体两翼"疏调气机的治疗理念，阐述了该法治病的基本原理及具体操作方法。拟订了广谱基础通用方——张氏疏调人体气机汤的药物组成，说明了制方的依据，诠释了方义及其化裁应用方法。

张老平时总是无私地传授自己独到的诊疗技术，阐明自己的学术思想和观点，热心培养学术继承人，逐渐形成了以他为核心和创始人的云岭中医疏调学派，并且勉励我们要自觉践行社会主义核心价值观，在学术上不断精进和创新，进一步提高临床疗效，更好地为广大患者服务，同时要努力发扬祖国传统医学的特色和优势，为健康中国保驾护航。

鉴于目前介绍中医药临床疗效的文献，一般都较少提及所治病种的现代有关信息。张老认为中医临床工作者对患者所罹疾病的概况知之愈详，则治疗之思路自可拓宽，方药应用的针对性及疗效自可增强。当今医学发展迅速，大量新信息涌现，适当参考吸纳很有必要。为此导师还引用了古代医家对此类问题的一些看法，并告诉我们《素问·举痛论》早已指出"善言古者，必有合于今……如此则道不惑而要素极，所谓明也"，《伤寒杂病论·序》也认为"见病知原，若能寻余所及，思过半矣"，徐灵胎《医学源流论》则谓"识病之人，应直指病在何脏何腑，何筋何骨……其言历历可验，则医之明者也"。以上所言虽出自古人，但于今亦然，病证本生于患者一体，论治并不排斥古今病证合参。为此凡疏调汤化裁诸方之适应疾病的现代有关认识概况，均随文介绍，以供参阅。若论中西医结合或融合，则当如章次公先生所言"欲求融合，必先求我（中医）之卓然自立"以辨证论治为准绳。

本书稿是在云南省卫计委、省中管局领导和云南省中医中药研究院党政领导的关怀和指导下，又得到圣爱中医馆刘琼董事长的大力支持。于是根据张震研究员的平日之讲授，并参照张老历年发表之论文和已出版的专著中有关内容，由学术继承人田春洪、王莉、张莹洁、田原、张肇平等记录、摘录、整理而成，其间曾数易其稿，最后又经导师张老亲自审订。但不周之处在所难免，敬盼同道不吝指正。

本书承蒙云南省卫计委副主任、党组副书记、省中医中药管理局长、省中医药学会会长、省科协副主席郑进教授关怀系为作序，深表感谢。

云南省中医中药研究院省名老中医研究中心

田春洪

2017 年 6 月

# 目 录

# 第一章　疏调气机法的源流与意义

　　中医学疏调人体气机治疗法应用范围较广，是具有实用性和相应通用性的临床治疗基础方法之一。中医药治疗学历时悠久，其治疗理论与各种内治方法的产生，是在历代医家的诊疗实践过程中逐渐积累、升华，从而形成较完整的学术体系，并拥有许多学术流派。随着辨证论治诊疗模式的确立，据证立法，依法遣药组方，因人、因病、因时、因地等制宜对患者进行个体化的治疗，是祖国医学固有的特色和优势。《素问·阴阳应象·至真要大论》等曾明确指出：对于外感病证"其在表者，可汗而发之"，其他杂病则分别采用"其高者因而越之，其下者引而竭之"的汗、吐、下等法治疗，及"寒者热之，热者凉之""衰者补之"的温、清、补法治疗。至于邪气痼结难解者，则予"坚者削之，结者散之，留者攻之，积者消之"等逐邪之法。《医学心悟》总结云"论治之方，则又以汗、和、下、清、吐、温、补、消八法尽之。盖一法之中八法备焉，八法之中百法备焉。病变虽多，而法归于一"这说明中医治法虽有八类，但临床贵在灵活掌握综合应用。兹对八法做进一步归纳划分，则不外补益扶正、攻逐病邪、调理和解三大法门，即补、攻、和而已。其中汗、吐、下、清皆属于攻法。温法或界于攻补之间，当其用于驱寒时作用似攻，若用以温阳则又偏于补。和法属于调和之类。《景岳全书·新方古方八阵》云："和方之剂，和其不和者也。凡病兼虚者，补而和之，兼滞者行而和之，兼热者凉而和之。和之为义广也……务在调平元气，不失中和之贵"，又说："病有在虚实气血之间，补之不可，攻之亦不可者，欲得其平，故方有和阵……慧眼所及，朗如日星，引而伸之，触类长之，因古人之绳墨得知我之变通，医中之能事此先机一着也。"作为治疗大法中的和法，又可进一步分为和解表里、调和营卫、调理气血诸法。至于调气的重要性，张景岳曾说"生化之道，以气为本……万物得生存和收藏何非气之所为，人之所生全赖此气"，又说"行医不识气，治病何所据，明得个中趣，便是医中杰""气令调则万物生，此造化生成之理也"。（见《景岳全书·传忠录》）《素问》"五常政大论"及"至真要大论"相继指出"所谓同病异治也……强其内守，必同其气""以所利而行之，调其气使平"。当中医学气机概念随着历年来认识的进展而形成，当医者面临解决人体气机失常问题而需要更为理想的处理措施时，自必寻求疏调之法以应对之，从而使八法中之和法再添新篇。疏调气机治疗法，对于体内失调之气机可发挥矫枉纠偏、拨乱反正的作用，使异常之气机经疏调而恢复生理常态。具体而言，对于气机郁滞者可疏调而畅行之，郁结者疏调而消散之，逆反者疏调而从顺之，下陷者疏调而升举之，紊乱者疏调而规顺之，不足者疏调而补益之，夹瘀、夹痰、夹湿者则疏调而化之、祛之、渗利之。从而达到《内经》和《金匮要略》所言之"疏其气血，令其调达而致和平"，使"五脏元真通畅，人即安和"之目的。中医治疗学领域中的疏调气机治疗法确似一朵奇葩，应当给予重视和深入研究，探本溯源，阐明其治疗原理，规范其技术操作，使之跻身于中医药临床治法之前沿，让更多的中医临床诊疗工作者熟悉、掌握和运用，造福广大患者。辨证论治，扶正祛邪或祛邪扶正之法，本是中医临床诊疗的特色和优势。在生理常态下体内有条不紊地运行着的气机便是自身正气的综合表现，"正气存内，邪不可干"。若一旦气机失常，则原来的正气便可转变为对人体有害的内生邪气。对内生邪气进行针对性的疏调治疗，如《内经》所言"高者抑之，下者举之，结者散之，留者攻之，有余折之，不足补之，佐以所利，和以所宜，各安其气，则病气衰去，归其所宗"（见《素问·至真要大论》）促使异常气机恢复正常，则亦符合祛邪扶正之旨。这也是疏调人体气机疗法的治疗学意义。

目前人群中发病率较高的证候之一便是体内气机失常诸证，这在一般功能性疾病（functional disease）和某些器质性病变的过程中为数不少。因为人们不仅是自然界之人，更重要的是社会的人，整天生活在与其关系极为密切而复杂的社会环境中。《伤寒杂病论·序》很早便已发现当时社会的"居世之士……但竞逐荣势，企踵权豪，孜孜汲汲，惟名利是务。崇饰其末，忽弃其本，华其外而悴其内……驰竞浮华，不固根本，忘躯徇物，危若冰谷"有害身心健康。当今社会已进入信息网络。知识经济时代，又逢转型之期，利益诉求多元化，生活节奏加快，竞争激烈，矛盾多发。凡属情商欠高者或自保意识过强之人，诸事追求完美，心情浮躁，急功近利，往往忽视个人情志之自我适应性调节。因而，对于外来的影响或刺激的感受或反应易发生扩散或扭曲，以至成为对自身有害的劣性应激原（inferior distresser），极易引发超强应激反应（supernormal stress response），从而导致心理或情绪障碍（mood or emotional disorderse）和体内气机即系统生理功能的紊乱。不良的心理或社会因素便会成为致病的应激原（stresser），当其作用于易感之人时，则可冲击破坏其体内环境之协调平衡的自稳态（homiostasis），引起一系列持续不断的病理变化，使许多生理功能遭受障碍。应激学说的创始人Sely称此种病理变化为全身适应性综合征（general adaptation syndrome），现定名为应激反应（stress response）。此种反应除了和刺激因子直接有关的特异性反应变化之外，还可出现与应激原无关的其他非特异性全身性反应，使体内生理功能严重紊乱，这与中医学气机失常的概念颇有相似之处。据我们日常临证治疗观察所知，疏调人体气机治疗法之正确应用，确可不同程度地缓解和消除患者因各种应激反应导致的生理功能紊乱与失常，能协助病体康复。将中医药治疗的优质资源自觉地融入党中央关于建设健康中国的战略部署，让其充分发挥应有的作用，对于维护人民健康具有现实意义。

# 第二章　气与人体之气及气机

## 一、我国古典哲学的气一元论

"气"本是我国古代朴素唯物主义一元论哲学的根本范畴。是古人用以解释天地万物的来源和现状的略微近似于当今"物质"的概念。即独立于人的意志外，既不依赖人的意志转移而又能为人脑所反映并为人的感官所感知的客观存在，颇相似构成世界万物的"元素"。大体上可视为一种极其细小精微而又十分活跃的物质与功能的统一体。除非是当其与大量水蒸气聚合成为云雾之状时，人们的肉眼是无法看见的。

距今 2500 多年前中国古典哲学的奠基人，先秦诸子中的卓越思想家楚国李耳首先认为天下万物之母，是一种独立存在的阴阳混合而又运动不息的浑然混沌之气。因而指出"有物混成，先天地生，寂兮寥兮，独立而不改，周行而不殆，可以为天下母"。而且又说"万物负阴而抱阳，冲气以为和"（见《老子》二十五章和四十二章），虽"字之曰道，强之名曰大"，但终是一团混沌之阴阳合成的元始之气，乃万物之母，其中一分为二，冲和成三，三生万物之意亦已涵盖于内。老子思想的继承发展者宋国庄周则明确指出"通天下一气耳"又说"气变而有形，形变而有生"且联系人体生命云："人之生也，气之聚也，聚则为生，散则为死"（见《庄子》"至乐""知北游"）。托名春秋时期政治家管仲之名的文集亦谓"气者身之充也……生者以其气"，又云气之于人体"其外安荣，内藏以泉源。浩然和平，以气为渊，渊之不涸，四体乃固，泉之不竭，九窍乃通"（见《管子》"枢主""心术下篇""内业篇"）。宋代张横渠是气一元论思想的继承者。明清之际的王夫之最后归结说"言心言性，言天言理，俱必在气上说。若无气处，则俱无也"。

以上所述仅是先秦诸子所创"气一元论"哲学理念之涉生学说的梗概。当2000多年来形成的"气"这一古典哲学范畴引入医学领域被"医学化"之后，便成为中医学家们解释人体生理、病理、诊断、治疗、药理等复杂现象的重要哲理依据，成为构建中医药学理论的基本框架，成了人类东方医学关于人体生命之气的学说。

## 二、人体生理之气的来源分化与功用

先秦哲学的总结者，诸子中最后一位，赵国荀况曾首先指出：构成世界万物之气与形成人体和生命之气是有差异的，并解释说"水火之气而无生，草木有生而无知，禽兽有知而无义，人有气、有生、有知且有义，故最为天下贵"（见《荀子·五制篇》）。自周秦至汉魏间，医家们在总结自身实践经验，提升认识的同时，广泛采纳了当时朴素的"气一元论"的唯物思想和阴阳矛盾统一的思辨哲学理念，形成了一系列最基本的医学概念，构建了完整的人类东方医学理论体系。现存《黄帝内经》所包括的《素问》与《灵枢》各九卷共计160篇托名黄帝与岐伯等问答之言，是中医药学理论之渊薮，医者之圭臬，全书20余万字，浸透着"气一元论"的医学化了的哲学思想。在其160篇内容各异的论述中竟有150篇都提到气，单是气字便达到2997个之多。其中概念较为清楚的各种气约有80余个，广泛涉及自然界现象，病源因子，人体生理、病理、诊断、治疗、养生、药理学等多个领域。足见中医气学内容之丰富，"气"已成为中医学表述人体生命最根本的范畴。《内经》充分地体现了"善言气者，必彰于物"之精神（《素问·气交变大论》),认为"人以天地之气生""天地合气,命之曰人""气合而有形"(见《素问》"宝命全形论""六节藏象论"),并认为气不是僵死的东西而是运动不息的"天之生物故恒动,人之有生亦恒于动"(见《格致余论》)"气有胜复,胜复之作有用有变"(《素问·六微旨大论》)。并将构成人体生命之气仔细划分为元气、宗气、营气、卫气、经气、脏腑之气等各种基源部位与功能虽异却又互有联系的人身诸气。兹据《内经》《难经》及各家论著之有关记述,综合解读人体之气如下。

人体之气来源与构成有三条渠道:一是胚胎形成之初由父母授给的先天精气是为"人气",该气储存于新生命的肾(命门)中,为个体生命之始的元气、原气或根气;二为胃脾受纳饮食后游溢散布出之水谷精气与悍气,供机体营养、温煦,防护等之用是为"地气";三是由肺吸入的空气中之精气,亦是诸气之源是为"天气"。后二者乃后天精气,共同不断地充养着肾中之先天精气。如此由天气、地气、人气三合一而成的人体之气在人体内又分化为多种部位不同各有职司的生理之气。现按其类别和功用分述如下。

元气:又称原气、先天之气、命门真气等。《医宗金鉴》云:"元气者,太虚之气也。人得之藏于肾,为先天之气,即所谓生气之原,肾间动气者是也"(《医宗金鉴·二十六卷保元汤按语》)《难经》谓"命门者……原气之所系也",又说"三焦者,元气之别使也","脐下肾间动气者,人之生命也,十二经之根也,故名曰原"(《难经本义·六十六难》)。清代著名医家徐灵胎云:"元气也……附于气血之内,宰于气血之先……阴阳阖辟存乎此,呼吸出入系乎此,无火而能令百体皆温,无水而能令五脏皆润。此中一线未绝,则生气一线未亡,皆赖此也"(《医学源流论·元气存亡论》)。清·陈士铎称"命门为十二经之主内藏生命真火先天之火也"(《石室秘录·卷五·论命门》)。以上所述表明:元气是人体生命之根本,性命的源泉,它以父母所授之先天精气元阴元阳为基质。不断获得后天精气(由肺吸入的天之精气,由胃摄入经脾运化而来的水谷之类地之精气)不断地补充滋养。储于脐下丹田之中，通过三焦十二经输布全身，激发温煦各脏腑经络之生理活动。直接关系到个体禀赋之强弱，年岁之寿夭，以及罹患疾病者预后之优劣等。中医学扶正培本之治法，其主要目的即在于顾护患者之元气，一般则称为保元、固元、益元，护元等，即是顾护元气之谓。

**宗气：**《内经》认为"宗气积于胸中，出于喉咙，以贯心脉而行呼吸焉"，又说："其大气之抟而不行者，积于胸中命曰气海。其下者注入气街，其上者走于息道"并谓"宗气不下，脉中之血凝而留止"（见《灵枢·邪客·五味·刺节真邪》及《素问·平人气象论》）。清周学海云"宗气者营卫之所合也，出于肺积于气海，行于脉中，动而以息往来也"又说"宗气者，动气也。凡呼吸语声，以及肢体运动，筋力强弱者，宗气之功用也"（见《读医随笔》）。《医宗金鉴》云"大气之积于胸中，司呼吸，通内外，周流一身，顷刻无间之宗气者也"。清喻昌谓"五脏六腑，大经小络，昼夜循环不息，必赖胸中大气斡旋其间（见《医门法律大气论》）"。《内经》曾指出人身肉眼可见之气便是宗气"于左乳下，其动应衣，脉宗气也"（见《素问·平人气象论》）。张锡纯曰"由是知宗气即是大气，其为后天生命之宗主，故又尊之曰宗气"，"此气且能撑持全身，振作精神以及心思脑力，骨骸动作莫不赖乎此气"等（《医学衷中参西录》）。根据以上前人之论述，宗气亦是维系人体生命重要之气，由后天之气合成，聚积于胸腔膻中，形成气海。上走息道，职司肺之呼吸运动，贯注于心脉，鼓动营血之循环及脉搏之跳动，关系人体声音之高低，体力之强弱等。实质上当是心肺功能等之鼓动者和后盾，与呼吸脉搏有关。

**营气与卫气：**又称营阴卫阳。营卫同源，不离三焦，俱是地气（水谷饮食）经胃脾受纳游溢其中之精气而化生，然而二者之属性与功能各异。《内经》云"人受气于谷，谷入于胃，以传于肺，五脏六腑皆以受气。其清者为营，浊者为卫，营行脉中卫行脉外，营周不休"又说"六腑者，所以受水谷而行化物者也，其气内干五脏而外络肢节。其浮气之不循经者为卫，其精气之行于经者为营气，阴阳相随，内外相贯，如环无端"（《灵枢》"营卫生会第十八""卫气第五十二"）。又说"营气者，水谷之精气也，和调于五脏，洒陈于六腑，乃能入于脉也，故循脉上下，贯五脏而络六腑"，"卫者水谷之悍气也，其气慓悍疾利不能入于脉也，故循皮肤之中分肉之间，熏于肓膜，散于胸腹"（《素问·痹论》）。"阳气为卫，卫气者，所以温分肉，充皮毛，肥腠理、司开合，此皆卫外而为固也"（《卫生宝鉴·卷一引灵枢本脏》）"营气者泌其津液，注之于脉，化以为血以营四末，内注五脏六腑"（《灵枢·邪客》）。由此可知营卫之气的生成与三焦有关，但主要由中焦水谷气化而形成。行循于脉中之营血流注于全身，灌溉滋养人体内外上下，皮肤五官，和调五脏，洒陈六腑，为生命所必需。卫气昼行于体表，夜入于体内，能抗拒外邪之入侵，温煦肌肤脏腑，调节汗孔之开合，同时维持正常之寤寐与人之睡眠有关，亦是重要之气。

**经气：**即经络之气。古人云"经络者，所以行气血营阴阳、濡筋骨利关节者也"（《灵枢·本脏》）。经络"能决死生，处百病调虚实，不可不通"（《灵枢·经脉》）。而经络之所以能通行营血灌溉濡养全身，有赖经气之推动作用方可令流溢之气"如水之流"从而"内溉脏腑，外濡腠理"，上走于目而为视，走于耳而为听。《内经》云"真气者，经气也"（《素问·离合真邪论》），又说"经气归于肺，肺朝百脉，输精于皮毛，毛脉合精，行气于腑。腑精神明，留于四脏，气归于权衡。权衡以平，气口成寸"（《素问·经脉别论》）。按以上所述：经气是由天之精气与地之精气所化生的谷气共同合成的后天真气，即《灵枢·刺节真邪》所言"真气者，所受于天与谷气合并而充身也。"也是维系人体生命重要之气，临床进行针刺治疗时之所谓得气或气至而有效，便与经气受激发而活跃有关。若经气因病邪之干扰而闭阻，则可引发疼痛和其他病变。因此《内经》又指出"经气不为使，真藏坏决，五脏漏泄"（《素问·示从容论》），"真气得安，邪气乃亡"。能保心情之恬愉安宁，精神得以内守之人，则"真气从之，病安从来"（《素问·上古天真论》）。

**肝气：**中医学对于人体生命活动的观察是紧密结合自然环境及物候现象进行的，认为"人与天地相参"可以取类比象。因此《素问·五运行大论》云"东方生风，风生木，木生酸，酸生肝"。东方甲乙木"万物之所以生也"肝居五行之首位，"在气为柔，在脏为肝……其用为动"。主谋虑，体柔性刚，藏血，体阴而用阳，性喜条达而恶抑郁，能疏畅人身之气机，维护人体生理活动。如"木能疏土"有利于促进脾胃对饮食水谷之受纳及其中精微之运化与输布。"气为阳，血为阴，阳生阴长"，肝气正常则藏血充盈，冲脉有持任脉有载，可使妇女月经正常，孕育得到保障。"肝藏魂"，"魂者，神之助，可随神往来"《灵枢·本神》，乃是"神之弼辅"，而肝气正常则可使人体神情安宁，寤寐不失其常，情绪平静，无忧虑烦恼。

**心气：**《内经》云"心者，五脏六腑之大主也。精神之所舍也"心气充盛则"其藏坚固，邪弗能容也"。否则心易受伤，"心伤则神去，神去则死矣"。《素问·痿论》指出"心主身之血脉"说明心气之作用能使血循畅旺，通达周身，内润脏腑，外濡肌肤，营养全体。"其华在面"是指人面部之色泽状态，为心气状况的具体表现之一，如张景岳所言"脏居于内，形见于外"。人云面色红润有光泽则是心气足心血旺盛的征象。"心藏神"《素问·调经论》"心者神之舍也"（《灵枢·大惑论》）。明李健斋解释说"神者气血所化……主宰万事万物，虚灵不昧者是也，然形神亦恒相同"（《医学入门·卷一·脏腑》），心气充沛则神形安然。另在《医学入门·卷之八·怔忡》中又谓"男妇心气不足，精神恍惚，虚烦少睡，多盗汗"等。因"汗为心之液"，"心主汗"，心气正常则在一般情况下不致多汗。其次"心气通于舌"（《灵枢·脉度》）"心气和则能知五味"。心与心包络"本同一脏，其气相通"（《类经·六卷》）。

**脾气：**按五行学说"土生万物"，能为人类提供各种所需的营养物质。脾居中土，其气冲和，可从摄入的水谷饮食中提取人体所需的精微的营养成分"灌注于四傍"，且能够"升举清阳"。《内经》云"脾主为胃行其津液者也"又说"脾气散精，上归于肺"（《素问》"厥论""经脉别论")于是"水精四布"濡润全身。脾气又能生血、统血、摄血，"中焦受气取汁，变化而赤是谓血"，"中焦……所受气者，泌糟粕、蒸津液，化其精微。上注于肺脉，乃化为血，以奉生身，莫贵于此"《灵枢·决气·营卫生会》。张介宾云"血即精之属也……蓋其源源而来，生化于脾"(《景岳全书·卷之三十·论证》)，脾气不但可以生血，而且能统摄血液令其行于脉中，不致外溢。此外《素问·痿论》又指出"脾主身之肌肉"，脾气正常则肌肉丰满壮实有力，反之则消削痿软，甚至瘫痪。《素问·阴阳应象大论》又说"脾主口……在窍为口"故与味觉有关"脾气和则知五味"，否则味觉减退或消失而影响食欲。脾气的运化功能，不仅是运化饮食之精微，还关系到体内水湿之运化，若脾气失常则体内湿聚生痰，导致多种继发性病证。

**肺气：**"肺者气之本"，"诸气者，皆属于肺"(《素问》"五脏生成篇""六节藏象论")肺司呼吸，主一身之气，能从自然界之天气中汲取其中之精气充实人体之元气。李士材云肺"吸之则满，呼之则虚，一呼一吸，消息自然"(《医宗必读·医论图说》)"肺朝百脉"又"治节出焉"(《素问》"经脉别论篇""灵兰秘典论")肺气能辅佐心主血脉，节制脉搏之跳动，维持一息四至之正常节律。肺气既有宣发之能，又有肃降之功，前者如《灵枢·决气篇》所言："上焦开发，宣五谷味，熏肤充身泽毛，如雾露之溉"，后者则输送吸入的天气中之精气下降入肾以补充先天之气，以保持呼吸之平顺，不致气短喘促，并能"通调水道，下输膀胱"，维持人体水液代谢之正常。此外肺气与人之声音亦有关联"肺主声"(《难经·第四十难》)肺气正常则声音洪亮，反之低沉。"肺合皮毛"肺气不足则皮毛缺乏固护则外邪易侵。

**肾气：**《内经》云"肾主蛰，封藏之本，精之处也"，"肾者主水，受五脏六腑之精而藏之"，"肾者主水，以化生津液"(《素问》"六节藏象论""上古天真论""逆调论")。表明肾气能在储藏先后天之精的基础上，使饮入体内的水液之清者转化为津液以滋润全身，水液之浊者而"下留膀胱则为溺"(《灵枢·五癃津液》)。肾气的另一重要作用是以 7 或 8 年为一周期调控着人体的生长、发育、生殖、衰老过程。《素问·上古天真论》云"女子七岁肾气盛，齿更发长。二七天癸至，任脉通，太冲脉盛，月事以时下，故有子；三七肾气平均，故真牙生而长极。四七筋骨坚，发长极，身体盛壮；五七，阳明脉衰，面始焦，发始堕。六七三阳脉衰于上，面皆焦，发始白；七七任脉虚，太冲脉衰少，地道不通，故形坏无子也。丈夫八岁肾气实，发长齿更；二八肾气盛，天癸至，精气溢泻，阴阳和，故能有子；三八肾气平均，筋骨劲强，故真牙生而长极；四八筋骨隆盛，肌肉满壮；五八，肾气衰，发堕齿槁；六八阳气衰竭于上，面焦，发鬓斑白；七八肝气衰，筋不能动，天癸竭，精少，肾脏衰，形体皆极；八八则齿发去……五脏皆衰"等。此外肾气还与人的呼吸功能有关，肾可以"纳气归根"，即可将肺所吸入的天气中之精华（精气）吸纳后储存于肾中以保持人体呼吸之平顺与正常。从而避免气短不续或喘促不适等不良现象的发生。同时肾气还与人的骨骼和骨髓有关，能主骨生髓，《素问》"宣明五气篇""脉要精微论""痿论"分别指出"肾主骨""肾者髓之海""肾主身之骨髓"等，肾气正常则可避免骨枯髓减等疾患。

**胃气：**"胃为水谷之海""气腾如云""水谷入胃，其清气上注于肺"，继而散布周身，故"五脏六腑皆禀气于胃"（见《灵枢》"海论""动输""五味""玉版"）。胃气之功能是受纳和腐熟饮食水谷，并游溢出其中之精华藉脾气之升举上注于肺，通过百脉输送至全身以营养各部器官组织。同时胃气之运行趋势为下降，能使食物中之固形成分进入肠内，保证了水谷在胃内之正常消化及营养成分的传递，不致发生厌食或宿食停滞等现象，是人体中焦气化的枢纽之一。

**胆气：**胆寄于肝，承肝之余气，二者气液相通。古人认为胆气与精神活动有关。所以称其"决断出焉"，"凡十一脏，取决于胆也"，又为"中精之府"（见《素问》"灵兰秘典论""六节藏象论"《灵枢·本输》）。李东垣谓"胆气春升，则余脏从之"（见《脾胃论·脾胃虚实传变论》），张景岳云"胆附于肝，相为表里。肝气虽强，非胆不断，肝胆相济，勇敢乃成"（见《类经·藏象类》）。古人认为胆气与精神活动有关，人之胆气足则敢作敢为，胆气虚则畏首畏尾。

**肠气：** 小肠乃"受盛之府"，其气"传递也"，"化物出焉"（见《灵枢》"本枢""胀论"《素问·灵兰秘典》）。中医学认为小肠之气在于接受胃下传之水谷饮食而且能"分泌清浊"使清澈的津液渗入膀胱，浊者属于糟粕则归于大肠，从而保持着饮食传化代谢及二便传输及排泄之正常进行。大肠为"传导之官，变化出焉"，大肠之气在于传送粪便使之排出体外。若大肠之气不足则会出现排便困难，便秘等现象，大肠之气受激惹或太过则便次频繁等。其气调顺则大便通畅正常。此外尚有"大肠主津"之说，则与西方医学认识略有偶合，因为大肠是吸收水分之处。

**膀胱之气：** 其功用为储存津液与排泄小便，所以《素问·灵兰秘典》谓"膀胱者，州都之官，津液藏焉，气化则能出矣"《灵枢·本输》也说"膀胱者，津液之府也"。膀胱之气不行则"水道不利"排尿困难，按《诸病源候论》和《血证论》的解释则是"五谷五味之津液悉归于膀胱，气化分入血脉……而津液之余者，入胞则为小便"，唐宗海则谓"气化则能出者，谓膀胱之气载津液上行外达，出而为汗"等。说明膀胱气化外泄者为汗，下排者为尿，气化不及则出现癃闭等病态。

**胞宫之气：** 胞宫或称女子胞、子宫、子处等。《素问·奇病论》云"胞络者，系于肾"，《灵枢·五音五味》谓"冲脉、任脉皆起于胞中"《素问·上古天真论》又说女子，"二七天癸至，任脉通，太冲脉盛，月事以时下，故有子"。说明胞宫之气与天癸及冲任二脉有关，其主要功用是行月经，载胚胎，孕育并娩出成熟之胎儿。若胞宫之气失常则月经不调，难以受孕或虽孕而胎元不固，于是流产等病态皆易出现。

**三焦之气：** 关于三焦的概念问题，20世纪50年代中叶，我国中医界曾掀起过热烈而广泛的讨论和争鸣，终未得出确切之结论。《灵枢·本输》将其称为"孤之府"以示区别。《难经本义》则认为三焦是"统摄脏腑之郛郭"。郛郭之说获得后人较多之认同，并形成了"上焦心肺，中焦脾胃，下焦肝肾"之共识。至于三焦之气的综合功能则在于保持人体后天之气的转化与水道之通利。从实质上看，所谓三焦气化也可以视为人体与自然界进行物质（气）交换的系统性生理活动，是气的新陈代谢过程，应属于人体气机的三个重要环节。其具体活动的内容和方式为上焦主入，天地之气自鼻口进入人体，其中如雾之清气与精微得到宣发，经肺和百脉灌注营养全身；中焦主化，已摄入体内之水谷饮食在中焦受纳腐熟，游溢变化，其作用如沤；下焦主出，排泄人体不需要之废物，其状似渎如下水道一样。三焦之气化失常则人体新陈代谢紊乱，可出现消化障碍，营养不良以及水肿等多种病症。

总之，人体诸气总的生理作用不外是：温煦人体，使之保持恒定之体温；捍卫人体，抗拒外来之病邪，防止其入侵；推动体内营血之循环，津液水精之输布；固摄体内之血液、津液及精液，避免其妄溢和过度耗损；保持人体在外界水谷之气及空气摄入体后的新陈代谢之有序进行。因此《难经·八难》认为"气者，人之根本也，根绝则茎叶枯也"。朱丹溪曾总结云"人以气为主，一息不运则机缄穷，一毫不续则穿壤别。阴阳之所以升降者气也，血脉之所以流行者亦气也，荣卫之所以运转者，此气也，五脏六腑之所以相养相生者，亦此气也。气盛则盈，衰则虚，顺则平，逆则病。气也者非独人生之根本乎？"（《丹溪心法·卷四·破滞气七十九》）

### 三、人体诸气之间及与其他部分的关系

任何事物都非孤立存在，均与其周围之其他相关事物有着这样或那样的联系。人体诸气亦然，并非各自孤立存在，而是共同处于一个统一体中，承担着相应的生理功能。各种名称不同之气都是气机网络上的一个个环节或组成部分。这样的生理网络系统功能态，其自身具有多样性和复杂性，是生命活动的根本机制和规律所在。

从人体之气与精和神的关系看：古称"人有三宝"即精、气、神，

三者之间关系十分密切。其中"精"之全称为精气，具体又有先天与后天者之分。先天精气来自父母。所谓"父胚、母基胎"，如《灵枢》"经脉""天年"云"人始生，先成精""为母为基，以父为楯……气血已和，荣卫已通，五脏已成……乃成为人"形成胚胎，这与母体的肾气、冲脉任脉，以及父体的肾气有关。后天精气则来自经口摄入的水谷饮食，经胃气的腐熟游溢出其中之精微，脾气的升举运化，肺气的通调而充养肾中之精气并营养周身。再加由鼻孔吸入的天空中的"真气者，所受于天与谷气并而充身也"（《灵枢·刺节真邪论》，皆属后天精气，此与肺气关系密切。至于气与"神"的关系，"神"的全称亦为神气，是人类有机体与生俱来的思维意识等精神活动的表现，《灵枢·本神》谓"……地之在我者气也，往留气薄而生也。故生之来谓之精，两精相搏谓之神"，张景岳《类经》解释云"两精者，阴阳之精也，搏交结也。故人之生也，必合阴阳之气，构父母之精，两精相搏，神形乃成，无非理气而已。理依气行，气从形见，凡理气所在即阴阳之所居，阴阳所居，即神明之所在"。然而《灵枢·平人绝谷》又认为一般健康人的胃肠功能也与神有关，因为"胃满则肠虚，肠满则胃虚，更虚更实，故气得上下，五脏安定，血脉和利，精神乃居。故神者水谷之精气也。说明神也依赖胃肠之气提供给养。因此李东垣在《脾胃论》卷末省言篇总结说"气乃神之祖，精为气之子，气者精神之根蒂也"。这说明人之精与神皆以气为本，亦是由气所化生，三者关系密不可分。无气则不可能生精，更不可能有神。

气与津、液的关系：津与液都是人体维持生理活动的重要组成部分，其状似水，具有滋润濡养及充实人体组织器官的功用。二者虽然均为流体，但亦有阴阳之分，津属阳而液属阴。均来自人体食人的水谷，经脾胃消化吸收而成。《灵枢》"决气""五癃津液别"云"谷入气满，淖泽注于骨，骨属屈伸，泄泽，补益脑髓，皮肤润泽，是为液""腠理发泄，汗出溱溱，是为津"且"津液各走其道"。津主要是随卫气运行，可布散于肤表。液随营气行于脉中，可灌溉周身且可以转化为血，故有阳津阴液之称，皆赖气之生化与运行，其生化与代谢均离不开气的作用。当津归属于五脏后即可化为五液"心为汗，肝为泪，脾为涎，肺为涕，肾为唾"，均与各脏之气的作用有关。

气与血的关系：气与血是人身阴阳的集中代表或缩影。二者的关系非同一般。中医学向来认为"气为血之帅，血为气之母"又说"气血相生"。血的生成与中焦脾胃之气关系密切，《灵枢》"决气""营卫生成"云"中焦受气取汁，变化而赤，是谓血""中焦……所受气者，泌糟粕，蒸津液，化其精微，上注于肺脉，以奉生身"。至于与相关内脏之气的关系，则有："肺主气""心主血""气行则血行，气滞则血瘀"，心与肺的关系非同一般。二者皆位居胸腔之内，而胸中积聚着的宗气可以"贯心脉而行呼吸"，则心肺之气亦受到宗气之推动与增强。这说明人体心，肺之气与宗气间具有难以分割的紧密联系。

就人身之血液而言："心生血，主血脉""脾统血""肝藏血"。共同保持着血液的产生，主宰、统帅、储存等，已将心、脾、肝三脏之气从血液的角度联系在一起，成为整体生命功能网的一部分。

对于人体正常呼吸功能的维持，"肺主气，司呼吸""朝百脉"吐故纳新。当其吸入天气后所析出之精气必须由肾摄纳以充养先天元气，方可保持呼吸之平顺与继续，使体内清浊之气的代谢与交换得以顺利进行，而此过程又与心所主之血脉和肝之疏泄功能有关。《难经·四难》称"呼出心与肺，吸入肾与肝"，滑寿解释云"心肺为阳，肝肾为阴，各以部位之高下而应之也。一呼再动，心肺主之；一吸再动，肝肾主之"。由于呼吸生理之联动所需，心、肺、肝、肾之气亦联系在一起，共同组成整体气机活动网络的又一重要环节。

再看水谷饮食营养物质的消化、吸收、利用及废物的排泄等生理运行过程，则集中反映出胃、脾、肺、肾、肠、膀胱等多个脏腑之气相互间的紧密联系与协调合作。自饮食入胃，经胃气受纳腐熟游溢出其中精悍之气，由脾运化向上输送至能朝百脉之肺，沿经络分营卫灌注全身。肺气通调下输膀胱，经肾之气化，尿液自排，其中固体糟粕则由大肠传导以粪便形式排出体外。只有在上述诸多脏腑之气的紧密联系，共同参与，协调活动，饮食水谷之营养代谢生理过程才得以顺利进行和完成。这充分反映了胃、脾、肺、肾、肠及膀胱之气的密切联系，是整体气机活动枢纽上中下三焦气化功能态的集中表现。

就人体之生殖机能与性功能的关系而言：肾藏精，肾气之盈虚关系到人体之生殖能力。"女子肾气盛，天癸至，任脉通，太冲脉盛，月事以时下，故有子"，男性"肾气盛，天癸至，精气溢泻，阴阳和故能有子"。冲为血海，任主胞胎，肝主疏泄且为藏血之脏，只有血海充盈，任脉与胞宫之气正常，月经周期不乱，才有孕育之基础。肝主筋，男性阳具乃宗筋所聚，足厥阴肝经之脉络阴器，肾精充沛，宗筋不萎方有正常之性功能及生殖能力。因此正常的性功能与生殖能力离不开肾、肝、冲脉、任脉和胞宫之气的紧密联系与共同协调的功能活动。

以上所述人体诸气之间与其他部分的关系，如总体的气与血、精、神、津、液的紧密相关，从若干系统的生理活动的角度也折射出的人体某些有关之气相互间的固有联系。如关于气血运行活动之肺、心、宗气的关系。有关体内血液系统的心、脾、肝之关系，三焦气化过程中的上焦肺气、中焦脾气、下焦肾气之间的相互关系，以及机体生殖生理活动中的肾、肝、冲脉、任脉、胞宫之气等的关系。这些关系虽然都是气机生理活动的表现形式，皆属于人体正常气机的范畴，但不足以完全概括和反映人身诸气的总体的有机联系和功能活动的复杂规律，人体诸气之间及与其他部分的联系具有多态性。

## 四、人体气机的基本概念

人体诸气的相互联系与运行机制简称"气机"。从字面词意解释"机"是事物发展变化的枢纽或核心。"机制"表示人体组织器官与其功能相互联系之运行规律，人体气机则是脏腑经络诸气之联系与运行活动规律之概括或总称。

关于气机一词的来源，明代学者王廷相在其《慎言·乾》篇中曾有"万物不越乎气机聚散而已"之论述，但这是有关易经理论之非医学著作，显然与目前中医学之气机概念无关，否则明末和清代之医学文献中当有此称谓。环顾自《内经》至清代文献均未见明确直言气机者，仅有病机、神机、玉机等名目，因此一般均认为气机是近年来提出的中医学新概念。但经张老多方考证，在《丹溪心法·卷四·破滞第七十九》之论述中载有"人以气为主，一息不运则机缄穷"之描述。文中之"机缄穷"当为气机闭止之意，"一息"显然指气息，所以气机概念大概始自金元四大家之一的朱丹溪震亨。比较明确的论述，应是张景岳《类经·疾病类》所言"病随气动，必察其机，治之得其要"。按目前中医学术界的一般看法：气机泛指人体脏腑、营卫、经络等各类既相对独立而又互有联系的功能活动的集中表达。其活动的共同规律不外是气的出入、升降、循环、转化以及清浊异处等。所谓气机出入，是人体与自然界进行物质交换的吐故与纳新，以保持新陈代谢之正常进行；而气机之升降，则是维持体内功能阴阳平衡的重要条件，故《素问·六微旨大论》云"非出入无以生长壮老已，非升降无以生长化收藏"。循环不已则周身获得气之充养补给，消长转化平衡则使组织器官"形气相得"，方能发挥应有之作用。清浊异处本是气机升降入出之必然，于是气之清精者上养心肺、充髓海、利上窍；而气之秽浊者下降而自下窍排出。如是则"五脏元真通畅，人即安和"《金匮要略·脏腑经络先后病》。

有普遍联系和永恒运动变化的物质世界中，有关事物之间总是既有区别又有联系的，在生理常态下，人体个别的气与气机的关系也就是局部与整体，个别与群体，犹如树木与森林的关系，是既有区别又有联系的。各个局部之气互相联系共同构成较完整的生命活动网络或综合的功能态，即是人体气机之表现。所以，中医学的气机大致可理解为各组织器官脏腑经络等生理功能活动规律的集中表达方式。这种方式是维护人体自身内外环境的统一与协调平衡的必要条件。只有依靠人体气机之有序活动和谐运行，外界之气（包括天气中之精气，地气中之水谷精气）进到体内后经过三焦气化之转输、传化、代谢的过程才能顺利完成，从而保持了生命的健康和延续。

在我们读到的古代中医文献里，未见关于人体气机的明确定义。现今该概念已形成并为中医学术界所接受和应用，但有关的研究工作尚不够充分，因此欲给人体气机一个确切而完整的定义还有一定难度。张老建议目前不妨可作如下表述："中医学的气机是一个多元性的共同维系着人体生理活动的重要功能系统，包括脏腑、经络，营卫之气等的出入、升降、循环、转化等规律性的运行活动。"

张老在对外教学时，为使英语地区不懂汉语的学员易于理解中医气机的含义，曾这样对他们解释说"The movment mechanism of Qi is an important vital functional system in human body, that together perform particular functions which generally referring to the regular movment of physiological functional activities, expression Qi of vesares bowels meridians nutrient and defence principles, including their ascenting, descending, exiting, entering, circulation and transformations." 但仍觉不够圆满，希望我们再做推敲，求得更确切的表述。

# 第三章　人体气机的正常运行
# 与异常变化

## 一、正常气机的运行规律

　　气机是人体诸气运行活动的机制和规律，其运动特点是循着固有的方式进行出入，升降，循环，转化等生理活动。借此不断激发和推动体内各组织器官发挥应有的功能，共同维护人体的生命。人体依靠气机的出入活动，由鼻口摄入天气与地气，经三焦气化吸取其中精气供生命活动之需，然后由鼻之呼出与前后二阴排泄秽浊之气和废物，去故纳新，与自然界进行物质交换。对内则通过气机之正常升降，达到脏腑间的"上下相济，动静相召"维持体内环境的平衡，依靠营卫之气等的循环沟通灌溉供应全身之给养及力量。通过水谷精气的转化产生津、血、阴精以奉养全身，从而保持着人体各部生理功能的动态平衡与相对稳定。因此，《内经》曾指出人体之气"非出入无以生、长、壮、老、已，非升降、无以生、长、化、收、藏"而"流溢之气，内溉脏腑，外濡腠里"。(《灵枢·脉度篇》)一旦失常便是"出入废则神机化灭，升降息则气立孤危"，人体若出现"神灭机息，气止化灭"的状态则是死亡的表现，可见人体气机之正常运行是生命的前提和保证，现就人体诸气的生理运行活动机制与规律分述如下。

　　元气与宗气的运行规律：元气又称原气、真气、肾间动气、命门之气等，是生命之根，《难经·六十六难》云"肾间动气者，人之生命也"，其功用较肾气更为广泛而重要。《医学源流论》认为"元气也……附于气血之内，宰于气血之先……呼吸出入系于此，无火而能令百体皆温，无水而能令五脏皆润"。元气并非孤立静止地存储于肾间，它能沿三焦进入十二经与营卫之气并行而循环周身，内入脏腑外达肌肤，且可行于任督等奇经八脉，渗灌四肢百骸，流注于365个穴位，能激发各项生理功能活动。宗气亦非是仅只集聚于胸中之大气，它可以上走息道、下注气街，能助心行血，助肺呼吸。且可见其"在左乳下而其动应衣"《医门法律》认为"五脏六腑，大小经络，昼夜循环不息必赖胸中之大气斡旋在其间"，说明宗气亦有其运行规律。

至于下注街，《灵枢·卫气》云"胸有气街，腹有气街，头有气街，胫有气街"《灵枢·动枢》又云"四街者、气之径路也"足见宗气运行亦较广泛。

三焦之气的运行规律：中医学将人身体腔及内脏之功能总分为上、中、下三个部分，也就是气机运行的三个关键环节或汇集中心，称为"三焦气化"。认为上焦的气化活动其形如"雾"主入，即人体对外界"天气"之吸入，并提取出其中之精气向下贮存于肾中以充养肾气肾精，同时呼出天气中之废气，与自然界进行气体交换。中焦之气化活动其状似"沤"，主"化"，即由胃接纳自口摄入由地气产生的饮食，使之在胃内进行腐熟消化，由中焦游溢出水谷中的精气与悍气，经脾上输于肺，精气化为营气，悍气化为卫气；营气可形成血液，运行于脉中以营养周身，卫气行于脉外，护卫人体防御外邪之入侵等。下焦如"渎"，主"出"，即类似于人体之排污管道，其气机是排泄人体糟粕，完成人体与"地气"之新陈代谢。总之入、化、出为三焦气机运行的轮廓，尚未能包括内脏之全部气机或功能。实际上是反映人体与自然界进行物质交换的新陈代谢等活动。

营气与卫气的运行规律：《灵枢》中"海论"与"本脏""脉度"等篇分别指出："夫十二经脉者，内属于脏腑，外络于肢节""所以行气血而营阴阳、濡筋骨、利关节者也","气之不得无行也,如水之流,如日月之行不休,故阴脉荣其脏,阳脉荣其腑,如环之无端,莫知其纪,终而复始。其流溢之气,内溉脏腑,外濡腠理"。经脉是环绕和网络人体内脏及躯干头面四肢两侧的各十二条对偶的经气和营气运行的通路,有手足左右三阴三阳各六条经脉互相联贯。另有任脉、督脉、带脉等奇经、络脉相互沟通,形成一个完整的人体气血循环网络。营气运行于经脉之中,阴阳相贯,如环无端,化生血液濡养周身。营气与经气并行于十二经脉中,自体内中焦开始,顺序转注运行,由手太阴肺经离开体腔,从肺系横出腋下,循上肢内侧前沿而行达于拇指,转注入手阳明大肠经……最后循十二经尽由足厥阴肝经复入于体腔,再由手太阴经复出进行新一轮循环。其具体流程途径和规律是:手太阴肺经,手阳明大肠经,足阳明胃经,足太阴脾经;手少阴心经,手太阳小肠经,足太阳膀胱经,足少阴肾经;手厥阴心包经,手少阳三焦经,足少阳胆经,足厥阴肝经再回到体腔而又转注于手太阴肺经。即由手足三阴三阳组成三个局部小循环网,每一小网灌溉营养人体内脏、躯干、头面、四肢之三分之一区域,共计由三个小循环构成一个

营气循环运行模式图

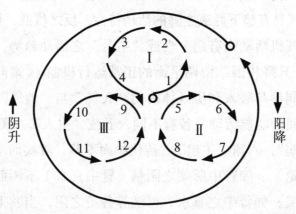

Ⅰ、Ⅱ、Ⅲ营气运行小循环 ○人体中焦 1.手太阴肺经;2.手阳明大肠经;3.足阳明胃经;4.足太阴脾经;5.手少阴心经;6.手太阳小肠经;7.足太阳膀胱经;8.足少阴肾经;9.手厥阴心包经;10.手少阳三焦经;11.足少阳胆经;12.足厥阴肝经

完整的大循环网，使人体全身内外上下左右均获得营气之濡养，此为营气气机之运行活动规律，是中医学关于人体营养供应循环功能的原始学说，世界首创的循环理论。

卫气的运行不同于营气，当平旦日出"阴尽阳受气"时，人体由睡梦中醒来，则卫气从目内眦涌出，行于体表 25 周。日入"阳尽阴受气"，人卧之际，则卫气自足底涌泉穴进入体内运行 25 周。日间卫气行于脉外肤腠分肉肢节等处，发挥护肤表、温肌肤、司汗孔之开合，抗拒外邪之侵袭，夜间运行于脏腑之间，并有温煦内脏之功能。相似于人体之恒温保持与部分免疫功能。

脏腑气机之运行规律：人体脏腑气机之间的相互有序之运行规律，是生命活动的重要保证。它们的活动规律，一般表现为出入升降，消长转化的协调互动。内外平衡则营卫调和，出入平衡则物质交换正常，升降平衡则气机条畅，转化顺畅则脏腑和谐，消长平衡则形气相得，俱是生理常态。

人体气机根据中医藏象学说具有整体性、层次性、活动性且互相联系，是维持生命的多组综合功能，其集中表现即是脏腑气机。若就气机运行的特点和趋势而言，则随其在体腔内所居处位置的高低不同，而有"阴升阳降"的运行活动趋势。一般位于体腔上部居于"阳位"之内脏，其气具有趋下性或主降的活动特性，反之位低、居于下部"阴位"者，其气机活动则有趋上性或"主升"之活动趋势，从而保持着"高下相召，升降相因"协调平衡的正常运行机制（《素问·六微旨大论》）。在共同参与吸入和摄入体内的"天气"与"地气"的运化过程中，脏腑之间的功能活动又各有不同，五脏"主入"，"藏精气而不泻，故满而不能实"，六腑"主出"，"传化物而不藏，故实而不能满"（《素问·五脏别论》）。如肾中所藏之阴精（肾中真水）不泻而充盈，俱与其他内脏有关，如肾中之真水，可滋养各脏之阴，当其上溉于心，使心阴得养睡眠安宁，而心中所藏心阳（心火）可下降于肾，令肾阳得温，于是水火交融，坎离既济，阴阳平衡，身心交泰，心舍安适，则神易归舍，睡眠安静，思维正常。脾与胃同居于人体中焦，一脏一腑相互为用，职司水谷水湿之受纳与运化。脾为阴土（戊土），胃为阳土（己土），前者可升运清阳，后者能下降浊阴，二者共同协调形成中焦气机升降运化之重要枢纽，又赖肝气之疏泄，便可使饮食之消化吸收及排泄正常，从而使人身肌肉丰满有力，头脑清快等。肺有规律地呼吸着自然界之"天气"，不断吐故纳新，而且对全身之气的生成有提供和制节作用，诚如张景岳《类经》所言"肺主气，气调则营卫脏腑无所不治"。肺之气机系以清肃宣发下降为顺，肝之气则以升发舒展调达为常，二者升降相因，方能使人体呼吸平顺，情绪愉悦安宁。以上均是脏腑气机阴阳之间升降、出入、运转、化藏共同的生理活动规律。

然而，五脏之中，肝脏较为特殊，古代医家对其气机功能褒贬不一。褒者曰"肝为五脏之特使"，贬者谓"肝为五脏之贼"，但总以褒扬者居多，为中医学肝功阐述之主流。《内经》将肝比拟为"将军之官，谋虑出焉"，又曰为"罢极之本，魂之居也，其华在爪，其充在筋，以生气血"，且能"藏血，开窍于目"，"藏真散于肝"等。方位居东，天干属甲乙，五行为木，按中医学领域中之五行相生排序为木火土金水，肝居于首，且胆寄于肝，厥阴风木少阳相火，恰似一年之际少阳为始，万象更新，风和日丽，树木萌芽枝叶条达。古代医家模拟自然物候之象，认为肝脏具升发、舒展、条畅促进脏腑气机运行之作用。且在五行关系链中水生木，木生火，肝木居于水火之间，阴阳相兼，左右逢源，易发挥相应之调节作用。肝藏血其体属阴，功能疏泄升发其用为阳。古称"体阴用阳"。若从汉字之象形、指事、会义、形声之构字角度分析："肝"字从月为肉旁，是肉质器官，而另旁之"干"字是过问、硬管、干预之意，且由二短横与一长竖构成，若将此竖向下延长则其形似剑。剑乃古代的一种最常用的长条形、双刃，安有短柄之兵器，一剑在握便可干预他人之行为。体内有此利剑自悬便可干预或干扰其他脏腑之气机，影响和调节人身整体气机之运行。再者胆附于肝。《内经》云"胆者，中正之官，决断出焉"，又说"凡十一脏皆取决于胆"，

"胆气春生，则余脏从之"等，更进一步强化了肝之作用。总括而言，肝之气机活动具有以下特点和多种功能。

（1）疏畅情志：当今知识经济社会，竞争加剧人们情绪易浮躁、急功近利、追求完美，每因夙愿难偿，菀结难解而陷入抑郁。肝之气机素有舒畅情志之功能，可以不同程度地拮抗抑郁，在一定程度上缓解负面情绪对人体之影响。

（2）疏调月经：古代医家曾有女子以"肝为先天"之说，提示肝脏为调谐女性月经之主要器官。因肝藏血，冲脉又为"血海"，肝血充沛则血海满盈且疏泄正常，则月事便可"以时下，故有子"，从而保持正常之孕育。

（3）疏通三焦水道：三焦气化亦须肝气之疏泄调节，方能保持水道之畅通，使"水津四布，滋润周身"且排尿顺畅，维持水液代谢之正常运行。

（4）疏泌胆汁，助运中焦气化：胆寄于肝，承肝之余气及所泌出之精汁胆液，胆又为"中清之腑，中正之官"内寄相火，可"温胃脾而助水谷之腐熟及精气之游溢"而滋养全身。

（5）疏护性功能：足厥阴肝经之脉"过阴器"而"肝主筋"，男性阴茎"为宗筋之所聚"。人体之性功能、男子精关开合及女子性功能，均与肝之疏泄作用及"罢极"功能有关。

总之，肝的疏泄功能可疏调、条畅人体多方面之气机运行活动。

人体气机的相互协调运行，共同组成一个多元化的整体功能调节网络，使各组织器官之间相互依存和制约，维持着生理常态。生命的特征或标志是具有呼吸、循环、受纳、消化、吸收、代谢、生殖及思维意识活动等。这些活动，均由五脏六腑气机之协调配合而实现。如人体之呼吸活动在于和自然界"天气"进行吐故纳新的气体交换。《难经·四难》云："呼出心与肺，吸入肾与肝"，便与肝肺之气机升降和肾之封藏精气密切相关，方能保持呼吸之顺畅。人体之循环功能由"心主血脉"，"肺朝百脉"，"脾统血"，"肝藏血"主"疏泄"，"经脉者行气血"

的共同参与完成。但"气为血之帅,气行则血行",肝既能藏血自有调节血量之功能又有疏利气机之作用,便可保持营血及卫气循行之畅通。人体对自然界"地气"提供之水谷饮食的受纳消化与吸收排泄,则与胃之受纳腐熟、脾之运化、肺之输布、大小肠之传导泌别、膀胱之藏津与肾之"主水"和气化而共同完成。其中,"木能疏土",肝之疏泄气机的功能,对于胃脾水谷之受纳消化吸收活动具有重要的疏调作用。人体之生殖能力主要取决于肾中精气之盛衰与天癸的盈竭,但与肝气之生发调畅与疏泄作用有关。至于人体之思维意识等精神活动,亦与五脏均有关联,且古人认为分属于五脏,但心脏处于主宰地位,是"五脏六腑之大主,精神之所舍也"(见《灵枢·客邪》)。然而,"心血虚,神气不守"(见《丹溪心法·惊悸怔忡》)。肝藏血,肝血充盈则心血不虚,神气得守,再加肝对情志之舒调,则人之思维神志得以保持正常。中医学藏象"肝"之舒畅调节人身情志之功能,似乎与今之所谓情商等有关。

## 二、气机失常的原因与病机

在生理常态下,人体气机有规律地运行不息,保持着体内环境的动态平衡的自稳态(Homeostasis),这有赖于自身的天然调节和调控机制。如阴升阳降的上下调节,体内居于高位的内脏,其气之运动有趋下性,反之亦然。又如五脏的五行生克制化调控,使之"承乃治"以维持动态平衡。再如藏象肝功之疏泻调节作用等,都能令人体气机沿着固有的轨道正常运行。然而这样的调节作用是有限的,一旦受到病源因子的干扰破坏,自控失灵,则气机紊乱,常态丧失。

中医学对于人体气机失常或紊乱的病因,散见于《黄帝内经》有关各篇中。如六淫外感,七情内伤,饮食不节,劳逸过度,先天禀赋等原因均可导致人体气机之失常。

关于外感六淫,《素问·生气通天论》《素问·风论》称,"风者,百病之始也"，"风善行而数变"，如风寒外感，入里化热便可变生诸证。寒邪入侵人体可使气机收引，"寒气入经而稽迟……客于脉中则气不通"，如寒滞肝脉则可引起胸胁刺痛，下引少腹或阴囊疼痛。暑邪伤人则可致"气虚身热"（《素问·刺志论》），如暑伤胃气，则可致脘腹痞闷，恶心呕吐，酷暑之邪直入阳明可见壮热、气粗、心烦、口渴、多汗等现象。湿性濡滞、重浊、黏腻，《素问·邪气藏府病形》谓"身半以下者，湿中之也"，若脾阳为湿邪所困，则运化失司，可见肢体困顿，脘腹痞闷，便溏苔腻等现象。燥邪最易伤肺，《素问·气交变大论》云"岁金太过，燥气流行……甚则喘咳逆气"。秋燥伤津，肺气失肃降之职，则致干咳无痰或痰中带血丝，鼻孔干燥，呼吸之气不畅等。火邪为热之盛者，《素问·阴阳应象·举病论》谓"热伤气""炅则气泄"，对人体气机损伤亦剧。五志过极亦可化火而伤气，则属内因中之次生病因。

内伤七情是引发气机失常的重要因素：《素问·举痛论》指出"百病之生于气也。怒则气上，喜则气缓，悲则气消，恐则气下……惊则气乱……思则气结"，《灵枢·寿夭刚柔》云"忧恐忿怒则伤神"，《灵枢·本神》则认为"愁忧者，气闭塞而不行"。清·费伯雄《医醇賸义·劳伤篇》指出"七情受伤也，百忧感其心，万事劳其形……思虑太过则心劳，言语太多则肺劳，怒郁日久则肝劳"等。《素问·疏五过论》谓"暴乐暴苦，始乐后苦，皆伤精气，精气竭绝，形体毁沮"。

劳逸过度对人体气机亦有影响：《素问·举痛论》指出"劳则气耗"，而过度安逸亦能致病《素问·宣明五气论》指出"久卧伤气"。清陆懋修《世补斋医书》关于逸病论云"世但知有劳病，不知有逸病……安逸所生之病……凡人闲暇则病，小劳转建，有事则病反却，即病亦若可忘者。又有食后反倦，卧起反疲者，皆逸病也……享上寿者，正有此小劳，以治其逸。"

饮食不节，对人体气机亦可造成不利影响，如《素问·阴阳应象大论及生气通天论》指出饮食厚味"气伤于味""味过于酸，肝气以津，脾气乃绝；味过于咸，大骨气劳，短肌，心气抑；味过于甘，心气喘满，色黑，肾气不衡"等。

综上所述，《内经》曾总结云"夫百病之所生者，必起于燥湿、寒暑、风雨、阴阳、喜怒、饮食、居处。气合而有形，得脏而有名"（见《灵枢·顺气一日分四时》），又谓"生病起于过用，此为常也"（见《灵枢·经脉别论》）。

至于气机失常之病理变化，一般有量的不足，升降紊乱情绪反应及运行不畅等。

### 1. 量的短缺

此为人体元气的来源与诸气之生成与敷布减少和不足，其原因或由于气的过度耗损以致难以自复，于是脏腑功能减退，运行之动力不济，升降出入无力，该升者不足以升，该降者不足以降。临证可见肢体困乏，呼吸浅短，食欲不振，排便无力等。此为气机之匮乏。

### 2. 升降逆乱

《素问·六微旨大论》云升降出入"四者之有，而贵乎常守，反常则灾害至矣"。应升者反而降，当降者反而升则丧失常守而陷于逆乱。如胃气本当下降为顺，反而上逆则嗳气、呃逆、呕吐、脘腹膜胀不适；脾气当升不升而反下降则出现"飧泄""肠澼"等现象。《灵枢·五乱》云"清气在阴，浊气在阳，卫气逆行，清浊相干，乱于胸中，是为大悗。故气乱于心，则烦心密嘿，俯首静伏。乱于肺，则俯仰喘鸣，接手以呼。乱于胃肠则霍乱。乱于臂胫，则为四厥。乱于头，则为厥逆、头重眩仆"。此属气机之紊乱。

### 3. 出入障碍

应摄入人体之外界"天地之气"不能全入，则呼多吸少，肾无摄纳。饮食难进，胃无受纳，此属气机不摄。二便不通，糟粕之排出俱有困难，严重者可出现"关格"之症或卒暴之疾（见《杂病广要·关格》）。《伤寒论·平脉法第二》云"关则不得小便，格则吐逆"，《证治汇补·癃闭·附关格》谓"既关且格，必小便不通，旦夕之间，徒增恶吐。此因浊邪壅塞三焦，正气不得升降，所以关应下而小便闭，格应上而生呕吐"。《诸病源候论·大便病诸候》则认为"大便不通谓之内关，小便不通谓之外格，二便不通为关格"。《千金要方》则指出"食不得人"亦是关格的主要症状之一。《金匮钩玄·关格》云"关格者，谓膈中觉有所碍，欲升不升，欲降不降"。《沈氏遵生书·关格》云："惟三焦之气不行，故上而吐逆曰格，下而不得大小便曰关。"此属气机不运，影响排泄。

### 4. 转化失常

由于脏腑气机之异常，可使转化物性质发生改变。如饮食水谷经脾脏气机之作用可转化为营气、水津，进一步可"变化而赤"转化为血液。若脾脏气机异常，致水谷运化受阻变为湿浊痰饮，则成为内生之邪气或次生之病理产物，又可进一步阻碍体内其他气机之正常运行。如肝脏之气机本有疏泄条达之作用，可发挥正常之生理调节功能。但若遏郁不舒则"气有余便是火"，可转化为肝火。肝火可以犯肺"火刑肺金"而致咳逆上气，鼻孔干燥，痰黄难咳出，胸胁胀痛等；肝火上扰心神，则心悸怔忡，不得安眠，甚则神思紊乱等。大小肠之传导、传化失司则二便之排泄失常。此属气机不化。

### 5. 情绪干扰

随七情寒热影响直接形成之病机变化，清何梦瑶《医碥·卷一·气之病证》有较详细之论述云"一曰怒则气上，甚则呕血、飧泄，或血菀于上，形气厥，或胸满胁痛，食则气逆而不下。一曰喜则气缓……心神散荡不藏，为笑不休，为气不收，甚则为狂。有喜极气暴脱而死者，必其人素虚，气浮无根也。一曰悲则气消，心智摧抑沮丧，则气亦因之消索……气衰而微敛矣，为目昏，为筋挛，为阴缩……为少气不能报息，为下血，为泣则臂麻。一曰恐则气下，为精却气泄下焦胀，为阴痿骨酸，精时自下。一曰惊则气乱，心无所倚，神无所归，虚无所定，为痴呆，为不省人事，为僵仆。一曰思则气结，心有所存，神有所归，正气留而不行，为不眠，为中痞，三焦闭塞，为不嗜食，为昏瞀……一曰寒则气收，腠理闭塞，气不行上下，所出水液澄澈清冷。一曰热则气泄，腠理开，汗大泄，喘呕吐酸，暴迫下注，所谓壮火食气，热伤气也。一曰劳则气耗，喘息汗出，内外皆越，精神竭绝，为促乏。"此属气机激扰。

### 6. 郁滞不行

由于情绪因素，导致气机郁滞之变化《景岳全书·杂证谟·郁证》曾有综合论述，并将之归纳为三个方面，认为：一曰怒郁，二曰思郁，三曰忧郁。如怒郁者，方其大怒气逆之时，则实邪在肝，多见气满腹胀，所当平也；及其怒后，逆气已去，惟中气受伤矣。既无胀满疼痛等证，而为倦怠，或为少食，此以木邪克土，损在脾也……又若思郁者，则惟旷女嫠妇，及灯窗困厄，积疑在怨者皆有之。思则气结，结于心而伤于脾也；及其既甚，则上连肺胃，而为咳喘，为失血，为膈噎，为呕吐；下连肝肾，则为带浊，为崩淋，为不月，为劳损……又若忧郁者，则全属大虚，不无邪实。此多以衣食之累，利害之牵，及悲忧惊恐而致郁者，总皆受郁之类。盖悲则气消，忧则气沉，必伤脾肺；惊则气乱，恐则气下，必伤肝肾。此其戚戚悠悠，精气但有消索，神气不振，心脾日以耗伤。此为气机失疏。

总之，从以上所述可知人体气机失常之病机虽然复杂，但仍有规律可循，且易表现为以下诸证。

### 三、气机失常之证候表现

气机异常所出现的各种证候均属于中医学的"气病"范畴，其中常见者有气虚证、气陷证、气滞证、气逆证、气结证、气脱证等。既有其基础证候，又有单一和复合之具体证候，且这些证候亦非孤立存在，它们常易继发、并发和夹杂其他有关非气病证候合并出现。以下拟按基础证候，具体证候（包括单一与复合之具体证）及夹杂证，分述各证之临床表现。

### （一）气虚证

气虚证一般是由于先天禀赋不足，后天失养，致气之来源、生成、敷布均感不足，或因过用耗损，致使体内气机之运行、固摄、温煦、防卫等功能减弱而致，属于气机匮乏之证。

#### 1. 基础证候

作为基础证候之一的气虚证，其临床症状特征为周身倦怠无力，自汗出，声低息微，少气懒言，容易感冒，排便无力，偶有低热持续；舌质淡胖而嫩有齿痕，脉沉候无力等。此为气虚证之共性，是该证常见的基本表现。

#### 2. 具体证候

肝气虚证：或称肝气亏证，临床可见四肢倦怠无力，不耐疲劳，心情不悦，爪甲不荣，视物不清或不耐久视，肢节活动不利，胁肋部轻微隐痛而喜按揉，女性月经不调等。脉细左关无力。

心气虚证：或称心气亏证，心气不足证。此证可见心悸、气短，动则尤甚，身倦乏力，面色无华，或有自汗，伸舌乏力，脉搏无力，左寸尤弱等。

脾气虚证：亦称脾气亏虚或脾气不足。临床可见面色萎黄，纳呆口淡，四肢无力，肌肉欠丰，食少腹胀而餐后更甚，大便溏薄；舌质胖嫩多津，脉缓濡，右关不足等。

胃气虚证：脘腹痞闷或隐痛，喜按压胃脘部，不欲进食，食停胃腑，反饱作胀，嗳气不舒，倦怠乏力；舌淡，脉弱。

肺气虚证：咳嗽无力，动则气喘，息浅声低，自汗畏风，痰液清稀，容易感冒；舌嫩，脉弱等。

肾气虚证：又称肾气不足、不固，肾气亏乏等。临床可见腰膝酸软，耳鸣重听，动则气促，小便频数而清长，夜尿频繁，眩晕膝软，男子滑精早泄，女子胎动不安容易流产等。

胆气虚证：神情恐怯易惊，遇事犹豫迟疑难决，睡眠不安；足少阳之经气亏虚者则可见头晕，痿厥，四肢不利，常觉恐惧，不能独卧；舌淡，脉左关无力。

胞宫气虚证：此证实由肾之封藏固摄失司，奇经冲脉任脉之经气不足所致。临床可见月经先期量多，或经期延长，淋漓色淡，或胎元不固、小腹坠胀、妊娠见血、多次流产，或见阴挺、腰酸、无力、小腹下坠感等症状；舌淡嫩，尺脉弱。

### 3. 兼夹证候

气虚诸证较少孤立存在，有时易伴有寒证或瘀血、痰浊等继发之证同时存在，则在上述气虚症状的基础上加见以下表现。

气虚兼寒之证：气虚日久易现寒证之象，临床可见形寒肢冷，喜热喜温，口淡不渴，便稀尿清，痰涎不稠；舌白润，脉迟等。

气虚血瘀证：此证可在气虚证之基础上兼现疼痛，痛点固定夜间增剧，或心胸绞痛，或体表有青紫包块，腹内肿块，大便色黑，妇女崩漏血块，皮下紫斑；舌色紫暗或者瘀斑，脉细涩或结代等。

气虚夹湿证或称气虚湿滞、湿阻、湿郁、湿困等。除具有气虚之表现外，还可出现四肢困重无力，便溏濡泻，口黏无味，胸闷腹胀，纳谷不馨，头重如裹，下肢痹痛，妇女带下稠黏而量多等。

气虚痰阻或称气虚夹痰，气虚痰郁，痰结等。在气虚证的症状之基础上，可出现咳嗽痰多而难喀出，或喉中痰鸣，神识昏乱，头晕目眩，胸痞脘闷，皮下瘰疬痰核；苔腻，脉滑等。

### （二）气陷证

气陷之证多由于素禀不足，久病失养，致体内气机不充，不足以正常升举，提纳之功不济，当升者不能举，该固者不能摄。从而引起清阳不升，头晕目眩，内脏下坠、脱肛、滑泄无度，妇女阴挺、血崩等病状。

### 1. 基础证候

气陷证：此是气机升举不足之证。一般可见少气无力，肢体倦怠，胸腹坠胀，脱肛，阴挺（子宫脱垂），头晕目眩，大便滑泄、尿意频繁等症状。甚至出现眼睑下垂难张，妇女崩中带下，小儿囟门下陷等。

### 2. 具体证候

中气下陷证：或称脾气下陷，脾虚气陷，中气不举等。临床可见倦怠乏力，脘腹坠胀，餐后更甚，或肛门下坠，久泄不已，女性子宫脱垂、崩漏，舌淡，脉弱。

宗气下陷证：宗气是由天气中之清气与水谷之精气共同合成而积于人体胸腔之中，贯心脉而行呼吸之"大气"，又名"上气海"。只有胸中的大气正常运转，"其气乃行"，即推动肺之呼吸与血脉之流通。因此宗气下陷可出现呼吸不畅，气短不足以息，咳嗽无力，奋力呼吸而喘促加剧，胸闷心悸，语声低沉，口唇青紫。舌质紫暗，脉来无力、沉迟或结代、短涩等，属危重之证。

胆气不升证：胆附于肝，少阳之气亦主升。若其气机因虚而不能升，则其中之精汁不泌，相火温煦之力不足，可影响胃中水谷之腐熟，而致飧泄，神志恐怯，惊恐难眠等。

### 3. 兼夹证候

以上各证亦可与湿困，痰阻等证共存。

## （三）气滞证

人体诸气，畅行周身，各有所司，运动不息，若受阻碍或抑制，致气机运行不畅，便是气机郁滞之证。

### 1. 基础证候

气滞证之特点是身体局部痞闷胀痛，时轻时重，排气之后略觉舒缓，继而复感不适。疼痛多为窜痛，且多见于胸腔、腹腔或躯干头颈等处。二便艰涩，排泄不爽，甚至里急后重，窘迫难出。女性可觉乳房发胀，痛经或经行不畅等。

### 2. 具体证候

肝气郁滞证：本证患者一般均有情绪抑郁，心情不悦。临床症状常有胁肋部胀痛，嗳气，食欲不振，喜出长气（善太息），深呼吸一次则觉暂时无舒坦，或少腹胀疼，排便不爽；女性月经不调，乳房胀痛，或腹中痞块，聚散不定；脉弦涩或细弦。

脾气郁滞证：由于运化不及，可表现四肢困重，烦惋，食而不化，脘腹胀满，大便溏而排便不爽，时发干哕。脉弦滑等。

肺气郁滞证：因宣降失司，腠理闭拒，症见咳嗽不爽，汗出不畅。鼻塞不通，呼吸不利，时觉气阻，胸闷不舒等。

胃气郁滞证：受纳不佳，不欲饮食，反饱作胀，胃中嘈杂不适，大便排出不爽，嗳气频作等。

小肠气滞证：传化泌别不利。临床可见脐腹膜胀，痛引少腹，时感尿意窘急而排出量少而不爽，或脐腹闷胀；脉沉涩等。

大肠气滞证：传导失司，津液不润。症见腹胀，大便干结难排，且不得矢气，矢气则略舒，肛门胀而不适等。

膀胱气滞证：气化失司，水道闭阻。小腹胀满癃闭，排尿障碍，小便滞涩不利，或下腹胀痛，牵引外阴不适等。

脾胃气滞证：水谷受纳运化不行。症见食欲不振，脘腹胀满，进食更剧，嗳气恶心，大便排泄不爽，脘内嘈杂不舒，四肢困重等。

### 3. 兼夹证候

气滞诸证，易夹湿滞、血瘀、痰浊交阻等证。且"气有余便是火"，气滞日久则容易酿热化火。肝气郁滞之证更易化火生风，继发肝火上炎、肝风内动等次生证候。

## （四）气逆证

气逆证是人体气机紊乱，逆行不顺使然。生理常态下，气机之升降皆有常轨，如脾气主升，胃气主降，心火下降，肾水上溉，肺气肃降，肝气升发。体内脏器居于高位者其气主降，位低者其气主升，保持着动态平衡，升降协调。广义而言则"太过不及，皆为逆也"（《读医笔记》）。由于脏腑之气机各有职司，见证亦有差异。

### 1. 基础证候

气逆之证，主要症状一般易见咳逆上气，嗳气呃逆，恶心呕吐，胸膈满闷，乃至妇女倒经，奔豚之气上冲等现象。

### 2. 具体证候

胃气上逆证：胃失和降可见呃逆，嗳气，泛酸，恶心，呕吐频频，饮食难下，脘腹闷胀等症状。

肝气上犯证：肝气升发失常，上扰清空。症见头晕目眩，耳鸣如蝉或轰鸣不适，目睛发胀，或多怒易呕等。

肝肾之气上逆证：或称"冲气上逆"。即奔豚气。《金匮要略方论·第八》"奔豚气上冲胸，腹痛，往来寒热"气"从少腹起，上冲咽喉，发作欲死，复还止"，尤在泾《金匮要略心典·卷中》云"肾气内动，上冲胸喉，如豕之突，故名奔豚。亦有从肝病得之者，以肝肾同处下焦，而其气善上逆也"。

### 3. 兼夹证候

胃气上逆可夹宿食、湿浊，肝气犯上可夹内风、肝火等，冲气上逆可夹顽痰等证。

## （五）气结证

凡气机郁滞不行日久，可导致气结之证。此证多源于思虑过度，忧思抑郁难解，气机阻遏壅塞，结聚难消，形成痞块。结于咽喉者状如梅核，可随情绪变化而消长，心情怡悦或注意力分散之时咽部之梗塞感若失，反之则核梗于喉。结于肠道则腑气不通，腹胀痛大便难排。结于肝胆则胁下疼痛，妇女则乳癖结块，经来胸乳胀痛等。

### 1. 基础证候

常见于忧思抑郁气滞历时较久之人，局部疼痛，形成痞块，胀痛难解，妇女闭经，乳房结块，脐腹疼痛，二便难排等。

### 2. 具体证候

心气郁结证："思则气结"，气机受遏，心胸闷满，心情懊侬，胸中梗塞感，心悸不适，血脉不畅；脉象结代或涩等。

脾气郁结证：运化障碍。脘腹胀痛，食少难化，食停心下，积而不消，四肢烦惋无力，善哕，二便难排等。

肝气郁结证：疏泄失司，郁之甚者，心情抑郁易怒，胁肋胀痛，郁闷不舒，胃纳欠佳，喜长出气（善太息），少腹胀疼，妇女月经紊乱，乳房结块，或胁下、腹中气聚成痞，攻窜作梗疼痛，时聚时散；脉弦涩或细弦等。

心脾气结证：思虑过度，饮食劳倦，损伤心脾气机，气结而不行。症见抑郁不乐，失眠心悸，胃脘胀闷或疼痛，食欲不振，四肢无力。脉沉涩。

### 3. 兼夹证候

气结之证每易继发或兼夹痰凝、血瘀、湿阻、酿热、化火等证，而各有相应表现。

## （六）气危证

气闭、气脱皆是气机危殆衰竭病情危笃之证候，前人谓"病虚者，气易脱；病实者，气易闭"。凡气机闭阻者，"脏腑之气壅遏，九窍不通"，而气脱者则是元气亡失，气机竭灭。气厥者乃"阴阳之气不相顺接""阴阳离决、精气乃绝"。此三种证候，一般均易在"失神"昏迷的基础上出现。《内经》云"得神者昌，失神者亡"，此为三者之共性，具体表现如下。

气闭证：可见目合口噤，两手紧握，呼吸窘迫，二便不通，神昏不语，牙关紧闭，肢体强直，呼之不应；脉沉或细涩等危殆症状。

气脱证：多在大量出血或严重外伤之后出现，昏迷气微，呼吸迫促，目呆口张，大汗淋漓，手撒遗尿，大便失禁，四肢发凉，脉微欲绝。

气厥证：突然昏倒，人事不省，手足四肢厥冷，面色苍白或青紫，喘促气粗或呼吸微弱且不规则，脉沉细无力。

以上三证既可单独出现亦可与脱厥或闭厥并存，均属危候，急当抢救以挽回患者生命。

关于气病证候之识别问题，在各式各样众多的气机异常之证候中，凡属于同类之证或多或少都会出现若干反映其病机本质的、最基本的核心症状。这些症状往往都具有相对的专属性，按其诊断意义称为特异性症状，如气虚证之特异性症状为无力，自汗，容易感冒，脉弱等，气陷之证可见腹部下坠感，二便难禁，阴挺脱肛等现象。气脱证则多见大汗淋漓，肢厥，神昏，脉微，气滞证者胸腹痞胀，不得矢气等。气逆证可见恶心呕吐，嗳气喘促等，气结证可见身体局部包块，咽部异物感等。熟悉这些特异性症状有助辨证之定性诊断。

至于气病辨证之定位诊断，一般应根据中医藏象功能的有关气机异常表现，内脏器官在体表投影区域之不适感觉以及与五脏关系密切的五官感觉、体液分泌等的异常表现为依据，则易判定证候的病位所在。如病位在心者可依心悸，心胸不适，失眠，健忘，神识异常，舌糜等症状之有无而定，而胁肋胀痛，头目晕眩，易怒肢麻，爪甲不荣，抽搐痉挛等则是其病位在肝之表现。病位在脾者则口淡纳呆，消化不良，大便不实，口唇不荣，面色萎黄等。病位在肺者，咳嗽，气喘，鼻息声音异常，嗅觉障碍，鼻塞涕流等。病位在肾，腰部酸痛不适，耳鸣耳聋，头发不荣，性功能减退，不孕不育等。病位在胃者，症见脘腹胀满或疼痛，厌食或易饥，恶心呕吐，嗳气呃逆等。腹泻或大便秘结，腹胀痛或下痢后重。病在小肠者，泄泻尿少，肠鸣下腹胀痛。病在膀胱者，尿急尿频，尿痛，小便淋漓等排尿异常症状可见。病在心包者则神识障碍，可见谵妄、嗜睡、昏迷等现象。病在三焦者可见胸、脘、腹部俱感不适，或闷胀不舒，喘促、恶心呕吐，二便不通，泛发性水肿等多脏腑功能异常之表现。病在冲脉者，则妇女月经紊乱，崩漏，闭经，难以受孕，乳汁少，小腹痛，气逆上冲。病在任脉者，则子宫机能失常，不孕不育，流产，男性各种疝气等。

# 第四章 气机失常证候的一般治法与药物

气病是导致气机失常的病理根源，气乱于内，其形现于外便是气病之证候。人体气病不外虚实两类，虚者如气虚、气陷、气脱等；实者如气滞、气结、气逆、气闭等，气厥之证则有虚有实。从证候的结构形态分析，则有基础证与具体证之分，单一证与复合证之别。治疗原则首先在于仔细了解病机，辨明具体证型，按其标本缓急，主次先后，从患者实际出发，灵活遣药组方给予针对性的合理治疗。

证候之中既然有虚有实，而病机乃是"精气夺则虚，邪气盛则实"，然气病所致之邪气一般少见外来之六淫，多为人体自生或次生之内邪。例如气虚之证《灵枢·口问》指出"故邪之所在，皆为不足。上气不足，脑为之不满，耳为之苦鸣，头为之苦倾，目为之眩。中气不足，溲便为之变，肠为之苦鸣。下气不足，则为痿厥心悗"。至于治疗之法自当按《内经》所示"谨守病机，各司其属""高者抑之，下者举之，有余者折之，不足者补之。佐以所利，和以所宜"（《素问·至真要大论》)，属于虚证者补益之，实证者攻伐之。至于组方用药之轻重缓急，则应掌握火候与分寸。一般情况下，如张景岳所言"用补之法，贵在先轻后重，务在成功；用攻之法，必须先缓后峻，及病则已。若用治不精，则补不可以治虚，攻不可以去实，鲜有不误人者矣"（《景岳全书·论治篇》)，同时又说："补泻之法，补亦治病，攻亦治病，但当知其要也。

如以新暴之病而少壮者，乃可以攻之泻之。不但可用于暂未有衰久之病，而屡攻可以无害者，故攻不可以收缓功。延久之病而虚弱者，理宜温之补之。补乃可用于常，未有根本既伤，而舍补可以复元者，故补不可以求速效"等。对于气病之治疗具有指导意义。

## 一、气虚证之补益扶正用药

气虚诸证，宜予补益扶正之法治疗。该法有强健作用，可恢复或增强人体之生理功能，缓解或消除虚弱症状。因为体内阴阳互根，气血相生，气为血之帅，气旺既可生血，又可有力地推动营血卫气之运行，以灌溉周身、温润人体，抗拒病邪，调控汗孔，保证摄入体内之水谷饮食之正常代谢，使其中精华顺利地吸收输布转化利用及废物之排出顺畅等等。

进补的方式，通常有缓补与峻补之分，补剂之性质有平补、温补、清补之别。一般病情较轻，病程较长、病势不急之气虚证可予缓补，气脱之证病情危急，必须峻补，气虚而有寒象者宜予温补，气虚而兼阴虚内热者，当用清补。总之，补气药物之遣用，不可任意凑合或随意堆砌，必须遵循中医治疗学规律合理安排，否则应用不当盲补腻补的结果反而可能阻碍气机之运行，或导致新的偏颇。凡气虚而兼外邪之证则应分清标本主次从病人实际出发，或先予祛邪，或攻补兼施以免闭门留寇。此外补气之药其味多甘且特点是"守而不走"，服用后或有滞腻之弊，酌加少量之枳壳、陈皮、木香等理气之品疗效更佳。

临证常用之补气药物有人参、黄芪、党参、白术、黄精、山药、太子参、甘草等。其中禀性中和，能大补元气，有利于脾肺，可生津益智安神之五加科人参乃补气之妙药，益气治疗之首选。该品名目繁多，生长于我国东北地区者名辽东参，吉林参，产于朝鲜者称为高丽参，来自美国和加拿大者为西洋参、米洋参、花旗参。东北山林中自生者为野山参属于保护植物，人工栽培者称园参，将参苗移栽于山林待其成材后采收者名移山参。因加工方式不同则又分为红参、白参（白糖参）、生晒参等。论其作用和功效，野山参补力最强，是为上品，园参中之生晒参与红参功效较佳，白糖参最次。高丽参益气助阳之力较强，其性微温；西洋参其性微凉有补气养阴、清热生津之作用。

桔梗科之党参亦有益气补中，养血生津作用，性味甘平，不腻不燥，价格便宜，可以代替人参用于一般气虚之证，但药效较弱，远不及人参。本品处方名称亦多，有潞党参、台党参、防党参等，但应注意与伞形科之明党参相区别。明党参甘寒微苦，只有清润肺胃，止咳止呕作用，并无补气之功，故不可与潞党参混用。石竹科之太子参，味甘苦微寒，作用近似西洋参，能益气生津，健脾养胃阴，乃一清补气阴之品，但药力不强，须适当加大剂量持续服用其效方显，一般情况下可代替西洋参使用。人参虽为治疗气虚证的一线药物，但对于一般患者也不能过量或长期服用，否则亦可引起血压升高，精神过度兴奋、失眠、易激动、头晕头痛，以及小儿性早熟等不良反应，临床称为"人参中毒"或"滥用人参综合征"。

黄芪：性味甘温为"补气之圣药"，李时珍称其为"补药之长"，能"益元气而补三焦"等。可补肺气、升清阳之气、固表卫之气、托疮毒外出、利水消肿等。生用固表止汗，炙用补气益脾，为治疗气虚证不可缺少之药物。但该品性温升，易助火，凡实热患者均非所宜。

山药：性味甘平、质润味美，食药两用，其性温和，为平补上中下三焦之佳品。能补脾气、益肺气、固肾气，且可育阴生津。补气而无壅滞之虞，养阴亦无滋腻之弊，在补剂中应用广泛，但用量宜大，方易取效。

白术：甘苦微温，乃补脾气，助脾运之要药。能祛湿、利水、固表、安胎。既可治泄泻又能治便秘，但后者必须大剂量服用方有助于脾虚便秘者大便之排出。炒用可增强燥湿作用，但内热津枯之证不宜使用。

黄精：味甘性平，可补气健脾、滋养肾精、益气生津、养阴润肺，对于脾虚气阴不足之证尤为相宜。但易有滋腻助湿之弊，湿盛之体不宜应用。

甘草：生草性微凉，炙草略温。能益气、补虚、缓急，可以调和诸药而使补剂之作用不至于太骤，攻伐之剂不致太峻。甘草本身在中医方剂中使用率最高，有"十方九草"之称，对于心脾气虚之证尤为相宜。

总之，只有充分了解补气药物之间的共性与个性特点，尤其是各种药物自身的药效专长，才利于临证组方时合理选择应用，如人参、党参黄芪都是补气治疗之首选药物，但一般而言人参与党参主补人体"里气"之虚，黄芪则善于补肤腠充实"表气"之不足。人参能大补元气治五脏气虚，救脱扶危；党参补中益气，又能补血；黄芪补气升阳，益卫固表。对于气虚重证，参芪相须配伍则可协同增效。黄精与山药，性味相同功用类似，均为气阴双补之品，既可益气又能养阴，但黄精滋肾阴之作用较山药为强，而山药健脾之功优于黄精。

上述补气药，是供气虚基础证共性治疗之需，对于气虚之具体证候不必全用，须视其病位所在及特异性表现之不同，于遣药组方时有所选择和调整。根据患者所罹证候之实际治疗需要灵活选用组方。

各脏腑之气本是紧密联系、相互为用的，气虚之证，治疗重点通常应关注主气之肺、生气之脾、根气之肾。肺气不足者可予黄芪、白术或加易入肺又略有益气作用之南沙参，或配伍能敛肺气之五味子，能摄纳肺气令其归根于肾之补骨脂等以顾护元气。脾气虚者可在上述补气药的基础上酌加淡渗利湿、健脾补中之茯苓，温中化湿醒脾之砂仁等以加强健脾之功效。对于肾气虚者则宜加用有补肾益精养阴助阳作用之山茱萸，滋肾阴兼可益气之枸杞子，补肾精益肾阳之沙苑子，以及能补肾温阳缩尿固精之补骨脂等以强化补肾益气之作用。心气虚者，宜在人参或太子参、黄芪、炙甘草的基础上酌加能宁心安神之五味子，可养心阴之麦冬，滋心阴养心安神之枣仁、柏子仁等以助心气虚证之治疗。肝气虚证，按虚则补其母的五行治则，肝属木，肾属水，水生木，滋肾可以养肝补肝，"阴生阳长"，阳能化气，阴可以秘阳，则可使肝气不虚亦不亢。此外尚可选用太子参、黄精等加柴胡以引经导向，使方药易入于肝，再予补肝肾，滋阴明目之枸杞子，补肾益精之山茱萸，敛肝阴抑肝阳之白芍等则更可增效。胃气虚者，宜在党参、白术、山药之外酌加开胃畅中助消化之木香、甘松、陈皮、砂仁、白豆蔻、谷麦芽、鸡内金等。胆气虚者，可施十味温胆汤之意，加清心宁神，安胆定惊之百合与行气利胆之郁金等。胞宫气虚之证，应在补气药的同时加用补肾益精，固护冲脉任脉之菟丝子，补肝肾强冲任安胎之续断、桑寄生等以利妇女孕育。

气陷之证，无论中气下陷，宗气下陷或胆气不升，皆是人体气虚，清阳不升或摄纳无权所致。治法不外益气升举或升阳举陷，宜在补气诸药的基础上加用能升举清阳之升麻、柴胡、葛根以及可载药上行之桔梗等以加强疗效，为防升麻、柴胡、葛根之发散，可酌加敛阴之白芍和固涩之五味子则疗效更佳。中气下陷者，当予补中益气。"山萸肉味酸性温，亦能收敛元气，养阴助阳"，可补肾气之虚。脾胃位居中焦，为气机升降之枢纽，脾主升清，胃主降浊，清阳之气不升则患者腹中有下坠感，尿意频繁难禁，妇女月经过多或淋漓不断，子宫脱出，脱肛等。提补中气可予东垣《脾胃论》之补中益气汤或景岳《新方八阵》之举元煎等化裁治疗。但其中黄芪、升麻为必用之品，再加枳壳则疗效更佳。

关于宗气下陷之证，多为气虚之极，可危及患者生命。中医学认为宗气积存于胸中其作用是"贯心脉而行呼吸"，又称胸中大气，并可见于左乳之下"其动应衣"。喻嘉言谓"五脏六腑，大经小络，昼夜循环不息，必赖胸中大气斡旋其间"，"统摄营卫、脏腑、经络，而令充周无间，环流不息，通体关节皆灵者，全赖胸中大气为之主持"（见《医门法律》）。《灵枢·五色篇》曰"大气入于脏腑者不病而卒死矣"。张锡纯云"大气下陷之证如此之重，其气果全数下陷者，诚难挽回。若其下陷或仅一半，其剧者或至强半，皆可挽回其下陷之气以复其本位。

而自古以来，竟无挽回大气下陷之方。愚深悯大气下陷之证医多误治，因制升陷汤一方：生箭芪6钱，知母3钱，桔梗、柴胡各1.5钱，升麻1钱，气分虚极下陷者，酌加人参数钱，或再加净萸肉数钱，以收敛气分之耗散难禁"。妇女气虚失摄之证崩漏不止，大汗淋漓者可予黄芪、人参、白术、防风、五味子、浮小麦、煅龙骨、牡蛎等；大便滑泄无度者宜予附片、白术、干姜、芡实、莲子、诃子、肉豆蔻霜、补骨脂等；阴道流血不止者应予白术、黄芪、山茱萸、煅龙骨、煅牡蛎、白芍、海螵蛸、茜草、地榆炭等以止血固涩。气脱之重症从西医学角度看已属于严重的休克状态，患者生命危在顷刻，急宜予大剂独参汤或参附汤挽救危亡。然张寿甫则认为"参、芪、术诸药皆补助后天气化之品，故救元气之将脱，但服补气药不足恃"。"必重用净萸肉四两或兼用他药辅之，即危至极点亦能挽回，胜于但知用参芪术者远矣"（见《医学衷中参西录·第五期第一卷·元气诠》）。他对山茱萸的药效给予了相当高的评价，认为"山萸肉味酸性温，大能收敛元气，振作精神，固涩滑脱……收涩之中兼具条畅之性，故又通补九窍，流通血脉……且敛正气而不敛邪气"等亦可供参考。

气厥之证，有轻有重，轻者一般仅是营卫之循环欠佳，阴经与阳经于肢端交会之气顺接不良导致四肢末端发凉厥冷，但患者饮食起居工作如常，虽觉肢厥亦无大碍。重症气厥则属气危之证可致患者死亡，通常与气脱或气闭有关。临证可见昏迷、肢厥、呼吸困难等严重症状，《素问·阴阳脉解篇》曾观察到厥证患者中有"喘而死者，或喘而生者"并解释说"厥逆连脏则死，连经则生，"认为决定患者生与死的关键在于是否连累到内脏致其功能衰竭虚脱亡阳等。治疗之法急当益气、回阳、固脱。可酌予人参、附片、干姜、五味子、麦冬、山萸肉等，据证灵活施治。

## 二、气实证之攻逐邪气用药

疾病证候是体内正邪矛盾斗争演变过程的反映与表现。《素问》"通评虚实论""调经论"等先后指出"精气夺则虚，邪气盛则实……夫虚实者皆从其物类始"，"夫邪之生也，或生于阴或生于阳。生于阳者，得风雨寒暑；生于阴者，得之饮食居处，阴阳喜怒"。说明实证患者体内之邪气并非全来自外界之病源因子，还有与自身的生活及情绪激动等因素有关，从而形成内生之邪气。如失去生理常态的郁滞或止而不行之气，反向逆行之气，结成痞块之气，闭阻不通之气等，皆属于"虽不中邪、病从内生"的邪气。只要正气未虚，则均可采用攻逐祛邪之法进行治疗。如行气导滞，消气散结，顺气降逆，宣气开闭等。常用药物多为辛香温通、宣疏走窜，行气、理气、散气、宣气、降气之品，但长期大量应用此类药品容易耗气伤阴，对于气阴不足之患者宜慎用。

气是维持生命的最活跃的物质与功能的统一体，只有当它在人体内不停地进行出入升降、循环消长转化的有序运行时，生命才得以持续活存。所以《灵枢》"脉度""动输"认为"气之不得无行也，如水之流，如日月之行"，"气之离脏也，卒如弓弩之发，如水之下岸"等。一旦滞而不行，则诸证丛生。治法当予行气导滞，药物可选香附、木香、乌药、佛手、郁金、橘叶等。

香附属于莎草之根茎，性平味辛，无寒热偏胜，是行气之佳品。能解郁导滞，李时珍誉其为"气病之总司"，能"解六郁"，可通调三焦之滞气，尤善于疏肝解郁，调经和胃，是治疗肝郁气滞的一线药物。

菊科植物木香，气味芳香，性辛散温宣，能升能降，可疏散三焦之气滞，长于醒脾开胃助中焦之运化，能解胸腹胀满，亦是理气止痛之要药。

乌药属于樟科植物，性味辛温芳香，可宣畅气机，能上入脾肺，下达肾与膀胱，作用广泛。可行气止痛，顺气散寒，行胸腹之滞气，既能治小腹寒疝及小便频繁或遗尿。据张老的用药经验，乌药对于患者排尿的影响有双向调节作用，如因膀胱气化不利而致排尿障碍者，又有利尿作用，这与乌药能温化调节肾与膀胱之气有关。

芸香科植物佛手，清香之气浓厚，其性温和而不燥，可疏畅肺脾肝三脏之滞气。其行气功能较强，具有疏肝解郁、理气和中、宽胸化痰之功。

姜科植物郁金。性味辛苦寒，能入气分行气解郁，入血分活血凉血，且可清心利胆。治疗气滞血瘀兼有郁热之证最为相宜，且可调经止痛等。

橘叶，为甘橘树之叶片，味苦性平，芳香宣散，色青入肝，具有疏肝行气，解郁散结之作用，善于舒解胸胁之滞气。

在众多的行气理气药物中，值得关注的是陈皮，即芸香科果实柑橘之果皮，古人认为新鲜晒干之橘皮性味燥烈，而存放较久燥性减弱者为佳，故称陈皮。李时珍谓"橘皮宽膈降气，消痰饮，极有殊功。他药贵新，惟此贵陈"又说"其治百病，总是取其理气燥湿之功。同补药则补，同泻药则泻，同升药则升，同降药则降……随所配而补泻升降也"，应用范围极广。(见《本草纲目·橘》)其未成熟之幼果干皮称为青皮，药力较陈皮为强，可疏泻郁滞之肝气，且有消积散结之功。

总之，气滞之证治疗总则，应是宣泄导滞以疏散郁滞之气。心气滞者宜开宣行气、肺气滞者应宣肃行气、肝气郁滞者当宣疏行气、脾气滞者可宣运行气、胃气郁滞者予宣降行气、胆气滞者应宣畅行气、肠与膀胱之气滞者宜宣通行气。然而脏腑气滞之证，除了本脏自病所致者外，尚与其他因素有关。如肝气郁滞则多由情志不舒使然，继而又可影响他脏之气运行不畅，又如肺气之滞则与痰湿内蕴或胶着阻遏有关。前者肝气之郁，应加用能疏肝之柴胡、刺蒺藜、郁金等，后者肺气之滞，宜辅以宣泻肺气之桑白皮、葶苈子等以及止咳祛痰之前胡、紫菀等。膀胱气滞者尚须伍以利尿之药，以达到标本兼治之目的。此外，还应该牢记事物都不是绝对的，气滞之证也不是百分之百的全是实证。其中也有因气虚无力运行而表现气滞者，对此当细审证情明辨病机，方能"先其所因，伏其所主"地进行治疗，采取益气与行气并用之法，且应有所侧重，才能达到标本同治、统筹兼顾的效果。

气逆之证是脏腑之气升降失常所致。如该升者不升反而下降，称为气陷；当降者不降反而上蹿为患者皆是气逆。气陷者多属于虚证，气逆则以实证常见，如肺气失其肃降而上逆则现喘咳，胃气失其和降而上逆则现呕哕恶心，肝气上逆则易动风而眩晕等，肾气上逆则腹中筑筑然如奔豚之状。治疗当予理气降逆之法，令上逆之气复归平顺。

常用药物：如肺气上逆之证可选用能降气平喘之杏仁，可泻肺止咳平喘之桑白皮，除痰降气止咳定喘之苏子，降气祛痰之葶苈子以及降气消痰之旋覆花等。胃气上逆者，可予宽胸下气之枳实、陈皮，降气消胀之厚朴，降逆气止呃逆之柿蒂等，证情偏热者可加和胃止呕清热之竹茹、代赭石等，偏寒者加吴茱萸、丁香等温中降逆之品。肝气上逆者，宜予平肝潜阳之石决明、珍珠母，清肝泻火之菊花、夏枯草，平息肝风之钩藤等。肾气上逆而出现奔豚现象者可予金匮奔豚汤治疗，尤在泾《金匮要略心典》云"肾气内动，上冲胸喉，如豚之突，故名奔豚，亦有从肝病得者……肝欲散以姜、夏、生葛散之；肝苦急以甘草缓之，芎、归、芍药理其血，黄芩、李根下气"。关于肺气上逆之证亦有因肾虚不能摄纳清气所致者，则应予可补益下元助肾纳气之山茱萸、补骨脂、胡桃肉、仙灵脾、胡芦巴等以固其本而纳其气。

气结之证是气滞之极或气滞日久，留蓄不行，积聚不散郁结而成。《素问·举痛论》云"思则心有所存，神有所归，正气流而不行，故气结矣"。治疗自当疏气消积散结。药物可选用能软坚散结之牡蛎、瓦楞子，行气散结之荔核、橘核。气结之夹瘀血者可予祛瘀行气散结之三棱、莪术，夹痰者宜选加海藻、昆布，偏热者可用能清肝火，散郁结之夏枯草等。但疏肝行气开郁醒脾之品亦不可少，有时甚至更为重要。

气闭者，多由于热毒痰浊等邪盛壅遏、闭阻清窍致使患者神识丧失，病情危笃。生理常态下，心藏神，脑为元神所聚之处，清窍宣畅则神机运行无阻，神气充沛而流畅，意识清楚，正气旺盛，人体生命赖以持续。因此《灵枢·小针解》云"神气者，正气也"。《素问》"五常政大论"及"移精变气论"分别指出"神去则机息……气止则化绝"，"得神者昌，失神者亡"，据此对于闭证之治疗，宜以宣窍开闭醒神为第一要务。

一般开窍醒神药物如具有辟秽作用之麝香、苏合香、安息香等均可入于丸散中服用。由于热毒痰火等邪气致闭者，宜用凉开法。如选择善治邪热内闭之冰片，清热解毒之牛黄，泻火凉血定惊之水牛角，清心热解毒之连翘等。对于因痰浊秽浊阻闭清窍所致者，可用豁痰辟秽化浊之品如石菖蒲，祛痰开窍之远志，以及清热涤痰通络之竹沥、天竺黄等。关于内闭外脱、正虚邪实的危重之证，则应予攻补兼施，宜在益气固脱的基础上加开窍醒脑之品全面治疗。

## 三、兼夹证之针对性治疗用药

在众多的气病证候中，仅只某一种具体病证单独呈现之概率并不高，临床诊疗所见或多或少均易伴有程度不等的合并证或兼夹证，如阴虚证、血虚证、阳虚证，或兼夹瘀血证、痰浊证、湿浊证等，且证情亦有偏寒或偏热之不同。治疗原则必须贴近患者之实际病证情况，合理选药组方统筹兼顾，给予针对性之合理处治。

伴有阴虚证或阴虚内热之患者，其基础证候多表现潮热、盗汗、咽干、颧红、舌红少津、脉细数等。具体证候各有特点。如肺阴虚证干咳无痰等，胃阴虚证胃灼热、不饥、干呕等。心阴虚证失眠心烦，肝阴虚者头晕目眩肢麻，肾阴虚者耳鸣、腰酸、手足心热等等。药物选用，应根据具体证情各取所需。最常用者如沙参，由于植物科属不同有南北之分，北沙参为伞形科植物，南沙参属桔梗科，二者均有养阴清肺，益胃生津之功，后者尚有祛痰作用。麦冬亦可滋养肺胃之阴，且有清心热除虚烦之作用。天冬能养阴生津，滋肾清虚热，润肺止咳。百合既可滋肺阴润肺燥，又能清心宁神，安胆定惊。黄精之治疗作用更加广泛，古医家谓其可"安五脏"，治劳伤，既能养阴润肺又可益气健脾、补肾填精健骨。女贞子与墨旱莲合称"二至"，均能滋补肝肾之阴，女贞尚可乌须发明目，旱莲则能凉血止血。对于阴虚阳亢者龟板、鳖甲皆可滋阴潜阳，龟板滋阴作用较强，并可健骨养血，鳖甲则能清虚热软坚散结。此外，尚可据证选用养阴生津凉血止血之生地，亦能滋肾补虚。又如养肺胃之阴且可生津之石斛。滋阴降火之玄参。养阴润燥，生津止渴之玉竹等，均可选用。

　　兼有血虚之证者，可见面色欠红润，唇甲淡白，毛发不荣，舌质色淡，脉细涩等症状。治疗宜协同补血之法。补血药中当归之使用率最高，是治血之要药，妇科之良品，功能补血活血，调经止痛，润肠通便，无论血虚血滞皆可应用，对于血虚而略有寒象之患者尤为相宜，但湿滞中满，便泻及妇女崩漏流血特多者慎用。熟地黄对血虚诸证皆有补益作用，且可滋养肝肾之阴，补益精髓，是植物药中补血功能较强之品，为补血之要药，但有滋腻滞气碍脾运化之弊，脾虚气滞者忌用。白芍能养血柔肝，敛阴抑阳，对于血虚、肝阴不济、肝阳上亢以及胸胁脘腹疼痛四肢痉挛等均有缓解之效，与当归配伍可以协同增效。阿胶亦是治疗血虚之良药，能补肝血、滋肾阴、润肺燥，又可止血。适用于出血日久不止而血色不浓者。此外鸡血藤具有补血、活血、调经通络等作用，对于血虚血滞之证尤为相宜。

　　合并阳虚证者，多见寒象，如畏冷肢凉，腹中冷痛，喜热恋暖，溺清便稀，舌质淡润，脉弱等即里虚寒证之表现。最有力之治疗药物为附片，能回阳救逆，温肾暖脾，补火助阳。古代医家认为附片温阳为治"百病之长"，其性大热，走而不守，可通行十二经，外达肌肤，内入下元，能除三焦、经络、脏腑之沉寒痼冷，有"斩关夺将之功，能追回已丧失之元阳"，可引发散药开腠理，逐在表之寒邪，引暖药入下焦峻补元阳，除在里之痼冷，与补益药同用能治一切阳虚之证。淫羊藿性味甘温，功能补肾助阳，祛风寒湿邪，强筋骨，可治男女阳衰不育。巴戟天、肉苁蓉、仙茅之作用近似仙灵脾。仙茅药力较猛，苁蓉性温不燥且可润肠通便。补骨脂亦有补肾壮阳作用，并能温脾止泻，固精缩尿，助肾纳气平喘。

兼夹或继发瘀血证者，临证可见"三瘀症状"即痛点固定拒按，痛况较烈，夜间或增剧之"瘀痛"或可触及腹部有质地较硬且固定之"瘀块"；皮肤或舌颊黏膜上出现之青紫色"瘀斑"，脉涩等现象。治疗当用活血化瘀之法。气能行血、血行则瘀积可散，药物首选"血中之气药川芎，性味辛香，善走窜，能上达头顶、下入血海，外透皮毛、旁及四肢"活血行瘀，化滞、祛风、止痛，是祛瘀之要药，但其性辛温，阴虚火旺者不宜服用。桃仁与红花是最为常用之活血化瘀"对药"，其中桃仁善祛局部之瘀血，且略可润肠通便；红花活血通经化瘀止痛，作用广泛可达全身，小剂量有养血活血作用（尤以藏红花为然）大剂量应用则有破血功能。其他如泽兰、姜黄、延胡索、五灵脂、苏木等均有程度不等的活血祛瘀作用，且各有一定特点，宜根据患者具体证情灵活选用。其中泽兰行瘀作用较温和，且有利水消痛作用，李时珍誉其为"妇人经产要药"。姜黄能破血行气止痛，祛瘀力强，内能通经外可散风寒湿邪。延胡索可散瘀行气止痛，温通气血。五灵脂能化瘀止疼、可治瘀血阻滞导致之出血。苏木能活血通经，行瘀止痛，消肿疗伤。

夹痰浊之证者，中医学之痰既指呼吸道内之黏性分泌物，又泛指人体内因水液代谢障碍而形成并可蓄积为患的胶汁样浓稠之病理产物。巢元方云"气脉闭塞，津液不通，水饮停于胸腑结而成痰"。一般认为"水积为饮，饮炼成痰"，清者为饮，浊者曰痰。痰浊内蕴为患多端，林珮琴指出痰能"随气升降，遍身皆到……在肺为咳，在胃为呕，在心为悸，在头为眩，在背为冷，在胸为痞，在胁为胀；在肠为泻，在经络为肿，在四肢为痹，变幻百端"（见《类证治裁·卷二·痰饮论治》）。痰浊之证应予化痰，涤痰，豁痰等祛痰之法治疗，药物可选作用广泛能祛湿痰之半夏（法半夏、姜半夏），可燥湿化痰，降逆止呕，消痞散结，但其性辛温，较易伤阴，对于阴虚肺燥痰热之患者不宜应用，但可与竹沥、竹茹、天竺黄等配伍应用。竹沥是鲜竹经火烧后流出之汁液，能清肺热、泻胃火、涤痰除烦、定惊通络。竹茹甘淡微寒，善于涤痰止呕，清热除烦，凉血安胎，亦是治胃热呕逆之要药。天竺黄可清热化痰且宁心定惊之作用较强。前人云"善治痰者，不治痰而治气，气顺则一身津液亦随气而顺矣"故陈皮亦是治痰最常用之品。可燥湿化痰，理气健脾，降逆止呕，李时珍谓陈皮"其治百病，总是取其理气燥湿之功，同补药则补，同泻则泻，同升药则升，同降药则降"同祛痰药则理气消痰。此外，白芥子性味辛温，专化积滞于胸中之寒痰，朱丹溪谓"痰在胁下，非白芥子不能达"（《丹溪治法心要·卷二·痰》），足见此药能温肺祛痰，利气通络，降气化痰。

并发湿浊之证者，湿邪具有重浊滞腻，胶着困阻，难以速愈等特点，且病程缠绵，易阻碍气机，致津液运化不畅而易变生痰浊，此邪既成或能蒙闭清窍，或阻碍脾运，或阻遏经络，或泛溢于肌肤等，成为气机失常患者易继发之病证。为此凡属夹湿，湿滞、湿郁或湿停之证，皆须及时给予祛湿治疗。能祛湿之药物甚多，关键在于准确选择运用。前人治湿有"在上者宜宣化，在中者宜芳化，在下者宜通利"之治则。欲宣散在上或在表之湿邪可用发表宣湿，和中止呕之藿香，解表散寒，化湿祛暑之香薷等。湿滞中焦欲芳化醒脾祛湿者可选化湿辟秽，醒脾之佩兰，能行气化湿、温中、止呕之白豆蔻等芳化之品。湿滞于下者通利药物如淡渗利湿之茯苓，健脾渗利之苡仁，清湿热利尿之通草，清热利水之车前子等。其中茯苓尚有健脾宁心之作用，苡仁亦有舒筋除痹之功，车前子还有明目祛痰作用。然而由于患者素体有偏于寒或偏于热者，且病机性质和转化条件不同，滞留于其体内之湿邪可从寒化而成寒湿之证或从热化而成湿热之证。且在湿热证中又有湿盛于热或热盛于湿之别。治用分消之术，对于寒湿证宜予温化之法施治，而湿热证则用清化之法治疗。

寒湿为阴邪，临证可见身痛，肢节烦重、浮肿，局部顽麻，胃纳呆滞，大便稀溏或水泻，腹冷痛痞满，泛吐清涎，舌苔白腻而多津，脉迟濡等现象。治用温化寒湿之法。对于外来之寒湿可予桂枝、羌活、白芷、细辛、独活、徐长卿、千年健、威灵仙等，内生之寒湿应予温化醒脾，可用苍术、砂仁、厚朴、苡仁、茯苓、陈皮等。湿热证，湿为阴邪，热为阳邪，阴阳合邪如油入面难分难解，症见舌苔黄腻，脉濡数，口渴但不欲饮，脘闷纳呆大便溏，带下色黄臭秽等，治用湿热分消之法。上焦湿热，宜用宣湿清热之法，通过开宣肺气，驱散郁于表卫之湿热，通调水道以利湿邪之排出则热势易清，宣邪药物可选杏仁、桔梗、通草、白蔻仁、郁金；清热可予连翘、桑叶、金银花、淡竹叶等。中焦湿热，宜用化湿清热之法以运转枢机，使气机升降复常，则邪易除，祛湿药物可选佩兰、藿香、石菖蒲等，清热可予竹茹、黄连、芦根等。下焦湿热，宜予利湿清热之法治疗，利湿用药当选茯苓、猪苓、泽泻、车前子等，清热可予瞿麦、萹蓄、淡竹叶、栀子等。

若出现热郁化火酿毒，以及阳亢化风或血虚生风等兼夹或继发之证者。如热盛化火、火盛成毒者，可根据轻重缓急，分别选用石膏、知母、栀子、黄芩、黄连、黄柏、银花、连翘、蒲公英、紫花地丁、败酱草、夏枯草、龙胆草等清热泻火解毒之品进行治疗。其中石膏善于清解肺胃之火及气分之热，知母除清火泻火外尚有滋阴滑肠作用，栀子清热泻火作用较弱，但有清心、利胆、利尿凉血解毒之功。三黄清热泻火各有所长，黄芩主清上焦肺热，黄连泻中焦胃火，黄柏清肾中下焦虚火，且均有一定之燥湿作用。银花、连翘均为清热解毒之品，而前者性宣散透发，后者可清热散结。蒲公英与紫花地丁清热解毒之作用相似，但前者能散滞气，为治乳痈之要药，后者可凉血治疗疔疮为首选药物。败酱草清热解毒，行瘀排脓能治肠痈。夏枯草可清肝明目，散结消肿，龙胆草泻肝胆之火，清肝经湿热。

阳亢化风者，宜选平肝潜阳息风之品，石决明、珍珠母、钩藤等药。石决明可镇肝潜阳息风清热明目，珍珠母平肝潜阳，尚有安神作用，钩藤息风解痉平肝清热。

总之，气机失常证候若同时出现兼夹合并实邪之证者，属于复合证型或可数证并存。治宜分清主次、标本，权衡轻重缓急，在疏调气机的基础上，精准地选用针对性药物协同处治，且在攻逐实邪时应不忘使邪有出路。

# 第五章 疏调气机的治疗理念
# 与基础方药

## 一、疏调气机治疗理念的继承与发扬

对于病证的正确诊断与及时而合理的治疗，是中医药辨证论治的核心和目的。人体的生命活动依靠的是体内气机的有序运行，使人身气血阴阳保持着相互间的动态平稳与和谐。病理变化的产生往往与体内气机运行障碍或失常有关。疏调气机的治疗方法，就是根据气机失常之具体情况"矫枉纠偏"，"拨乱反正""削其有余，补其不足"，助其复原。体内脏腑营卫等气机均处于既有区别而又联系和谐统一的有序运行中，因此施治之时要求局部与整体统筹兼顾，因人、因病、因条件制宜，灵活地掌握疏调气机这一调气固本的关键性基础环节。《景岳全书·传忠录·论治篇》引《医诊》云"行医不识气，治病从何据，明得个中趣，方是医中杰"，另在其《景岳全书·杂病谟·论调气》又谓"夫百病皆生于气。正以气之为用，无所不至，一有不调，则无所不病"，"人之多难者，在不知气之理，并不知调气之法"。

回顾中医学有关调气之治疗学理论，《素问》"汤液醪醴""六元正纪""至真要大论"等分别指出"气拒于内，而形施于外……平治于权衡"，"调其气，过者折之，坚者削之，客者除之，结者散之，留者攻之"，"疏其气血，令其调达而致和平"。金元四大家之一朱震亨认为"气血冲和，万病不生，一有拂郁，诸病生焉"，并提出治郁之法以"调气为主"等（《丹溪心法·卷三·六郁》）。明赵献可云"水之郁而不通者，使上气通则下窍通。"（《医贯·卷二·郁病论》）。清唐宗海谓"脏腑各有主气……肝属木，木气冲和条达，不致遏郁，则血脉条畅"（《血证论·卷一·脏腑病机论》）。王清任《医林改错》中虽然十分强调活血化瘀，甚至在血府逐瘀汤所治之症目内提出"俗言肝气病，无故爱生气，是血府血瘀，不可以气治"。然而方中却又配伍了枳壳、柴胡，身痛逐瘀汤与膈下逐瘀汤中均配伍了香附、乌药，"气为血之帅""气行则血行"实际上也配用了行气之药。李时珍盛赞香附为"气病之总司"，乌药之行气作用更较香附为强。张景岳曾指出"凡病之为虚、为实、为热、为寒，至其变态，莫可名状，欲求其本，则一气字足以尽之。盖气有不调之处，即病本所在之处，撮而调之，调得其妙，则犹解结也，犹之雪污也。污去结解，活人于举指之间，诚非难也。凡气有不正，皆赖调和……各安其气，则无病不除"。最终达到"五脏元真通畅，人即安和"的目的。

《黄帝内经》十分重视调气的治疗意义，有关论述内容也很丰富，从广义方面看，认为治病要"谨候气宜，无失病机"，"察标与本，气可令调"。对于气机失常之患者治宜"高者抑之，下者举之，有余者折之，不足者补之"，"各安其气，心清必静"。"或收或放，或缓或急……以所利而行之，调其气使平"。而且指出在调气的同时，还要从患者之实际病情出发采用或配伍"和以所宜，佐以所利"之有关药物方为全面，从而才可"强其内守，心同其气，可使平也"。（散见《素问》"至真要大论""五常政大论"）。对于针灸治疗之原理《灵枢》"刺节真邪""终始篇"也总结说"用针之类，在于调气"，"凡刺之道，调气而止"等，均属疏调入体气机之治疗方法，而所调之气，与元气、经气及脏腑营卫之气均有关系。

按《素问·至真要大论》所言，治疗用药尚须"佐以所利，和以所宜，安其主客"，所以在疏调气机之同时，还应适当地维护人体先后天之本以佐其所宜，从其所利。因为先天之肾与后天之脾是元气汇集之处和重要来源。元气又称肾间动气，直接关系到生命之存亡，《难经·六十六难》云"脐下肾间动气者，人之生命也"。徐大椿则说"元气者附于气血之内，宰于气血之先，阴阳阖辟存乎此，呼吸出入系于此。无火而令百体皆温，无水而令五脏皆润。此中一线未绝则生命一线未亡，皆此气也"，所谓"宰于气血之先"，说明元气是人体内领军之气，可推动和促进各脏腑之功能活动及营卫之气的正常循环运行与三焦之气化作用等。所以疏调气机之治疗措施应不忘必要的固本所需。

张老根据60年之临床诊疗实践经验体会，认识到疏调人体气机必须以疏利肝气与调护脾肾相结合的治疗原则为基础，同时兼顾其他有关并发证候而统筹处治，并非单纯之疏肝理气解郁所能圆满实现治疗之目的。因此提出以肝为主体，脾肾为两翼之"一体两翼"的基本治疗理念，既可促进肝之疏泄条达功能，又能顾护先后天之本的肾脾气机，再根据实际需要结合其他必要之治法，选用针对性药物组成方剂灵活施治。张老及其学术继承人运用以疏调气机为基础的治疗方药于临床，对于不少常见病和部分疑难病证之患者进行治疗，均能不同程度地获得病情之缓解和最终临床治愈之效果。

至于"一体两翼"的疏调气机治疗方案，是根据张老继承中医学肝、脾、肾等藏象相互间功能紧密联系的理论结合其本人长期临证诊疗之心悟而逐步形成之理念制订的。因为肝为刚脏，体阴用阳，体柔用刚，性主疏泄条达而恶抑郁，可助人体气机之舒展畅行，又主风、主升发，藏血，脏腑经络冲任之血均受自于肝，藏魂能随神往来而主谋虑决断等。清·费伯雄云"肝具有生发长养之机"（《医方论·卷二》），沈金鳌则说"厥阴肝一身上下，其气无所不乘。肝和则生气，发育万物，为诸脏之生化。若衰与亢，则为诸脏之残贼"（《杂病源流犀烛·卷十·肝病源流》）。脾主运化饮食水谷之精微以奉养全身，化生气血，是维系生命的后天之本。肾主藏精，其间之元气为诸气之根，是人身生命之源，乃先天之本。若脾失健运，水谷精气无源，肾间元气不充，元阴匮乏，水不涵木，肝失濡养则何来正常疏泄之力。所以，健脾可开益气之源，补肾能够滋水养肝，于疏肝之同时宜结合补肾健脾，非单纯之疏肝理气便可一举达到疏调整体气机之目的。

从更早一些的原始类比推理的观念看，就《素问·灵兰秘典论》关于人体脏腑功能的定性而言"肝为将军之官，谋虑出焉"，"脾为仓廪之官，五味出焉"，"肾为作强之官，技巧出焉"。据此，若以具有谋略之将军挂帅为主体；以仓廪之官保障后勤给养之供应；以能出技巧的作强之官为参谋，两者互为主体之两翼，使主导层之组织结构合理化，则对付疾病作战之胜算自可增大。

张氏疏调人体气机治疗法，以疏肝调气作为治理异常气机之主体，同时将健脾补肾维护先后天之本为调摄之两翼作辅佐，体现了对于人体气机失常病证的一种较全面的治疗理念。当生命体的相对自稳态受到挑战时，采用针对性方药去协助机体增强其自身调控能力，恢复或重建其相对的自稳态，从而缓解或消除有关病证，对于临床治疗而言，此法有较广阔的应用前途与空间，值得进一步之探索与深入研究。

## 二、疏调气机基础通用方举荐

能疏调人体气机的方药甚多，然而清代著名医学家徐灵胎云："一方所治之病甚多者，则为通治之方……变而通之全在乎人。"（《兰台轨范·原序凡例》）。罗东逸亦云"推本方而互通之，论一病不为一病所拘，明一方而得众病之用。游于方之中，超乎方之外，全以活法示人"（《名医方论·凡例》）。若将人体气机失常看作一组综合病证，则下述所荐之方一般可作为基础通治的广谱方剂，在医者的正确掌控之下自可游于方内而又超乎方外，能在相应范围内供多种疾病之用。兹介绍张老治疗气机失常之基础通治方如下：

### 1. 处方名称

张氏疏调人体气机汤，简称"疏调汤"。是张老亲自拟订并向同道举荐之疏调气机基础通用验方。

### 2. 药物组成

柴胡 10g，香附 10g，郁金 10g，丹参 10g，川芎 10g，枳实 10g，杭芍 12g，白术 10g，茯苓 15g，山药 20g，仙灵脾 15g，薄荷 6g，生甘草 6g。

### 3. 功能主治

本方具有疏肝理气，补益脾肾，条畅气机，活血行血之功能。主治肝失疏泄脾肾不足，气机失常，血行不畅等证。

### 4. 方义诠释

按本草药理与方剂组成之原则，柴胡苦平，气味俱薄，入肝胆经，具有轻清升发，宣透疏达之功，兼有苦寒清泄之力，可升举清阳，疏解肝郁，条畅气机，在方中居于领衔地位是为疏调汤之"君药"。

香附性甘平微辛，气芳香，亦入肝经，无寒热偏性，能解肝郁、降肝逆、缓肝急，作用走而不守，可通行三焦，是理气之要药，能使气行血畅，李时珍《本草纲目》称其为"气病之总司，女科之主帅也"。郁金辛开苦降，芳香宣透，行气解郁，为治郁证之要药，性寒又能清热，且善入气分行气导滞，活跃气机，又可入血分凉血破瘀，为血中之气药，且可利胆，香附与郁金互相配伍能协同增效。仙灵脾即淫羊藿，其性味辛甘温，入肝肾经，药性和缓，温而不燥，是温补肾阳，益精填髓之妙品，汪昂《本草备要》谓其能"补命门、益精气、坚筋骨、利小便"且可壮腰膝、祛风湿。白术甘苦温，入脾胃经，为健脾之要药，补而不滞，功能补脾燥湿利水，又可固表安胎。山药性味甘平，既能补脾养肝，又可益肾固精，与仙灵脾同用，可强化先后天之本而顾护脾肾。因之香附、郁金、白术、山药、仙灵脾共为方中之

"臣药"。

丹参味苦微寒，主入肝经血分，有活血祛瘀、通络调经、清心除烦等功效。川芎性味辛温，可活血祛瘀，行气解郁，张景岳谓川芎"其气善散，主走肝经，气中血药也……故能破瘀蓄，通血脉，解结气"。枳实味苦性微寒，长于破滞气，除积滞，能理气宽中除胀消满。枳实与柴胡互相配伍，一降一升，调畅气机，清升浊降各得其位。白芍苦酸微寒，有敛阴柔肝、补血、平抑肝阳之作用，与甘草相配则"甘酸化阴"更能发挥白芍柔肝养血缓急之功效。茯苓甘淡性平，甘能补脾，淡可渗湿，其性和平，补而不峻、利而不猛，既能扶正，又可祛邪。

此外，疏调汤中的核心基团柴胡、白芍、枳实、甘草，原为《伤寒论》经方四逆散。该散治疗对象本为少阴病，表现四逆手足不温，脉微细，但欲寐，心烦，欲吐。其人或咳或悸或小便不利或腹中痛或泄利下重等。其治疗范围实际上已涉及心血管、神经、消化、呼吸及泌尿等系统之病变，治疗范围较广泛。近年来随着中医方剂药理学研究的进展，我国药理学工作者徐强等通过分析四逆散方剂之药物组成和药效之物质基础等研究，他们从炎症和免疫学角度入手，对四逆散药物组成和疗效机制进行了探索和研究。发现该方对慢性胃炎、胃十二指肠溃疡、胆囊炎、肠炎、乳腺炎、慢性附件炎等病均有较好的疗效。认为四逆散对免疫反应的不同阶段均有调控作用，可影响免疫应答过程中的有关环节。如对 T 淋巴细胞的活化，柴胡与白芍相配伍可抑制淋巴细胞分泌 MMP（基质金属蛋白酶）及 B 细胞之黏附，同时还可抑制炎性相关因子的释放，保护细胞膜，主动消除对细胞的致损因子等，在一定范围内为柴胡白芍枳实甘草合用提供了部分现代药理学依据。同时，仙灵脾与茯苓等亦有改善人体免疫功能的作用。此外对于心血管循环系统，方中之白术有一定的抗血凝作用。白芍可扩张血管，增加心肌之血流量。香附有强心降血压作用。丹参能改善心功能及微循环。仙灵脾可扩张外周血管及冠脉，增加血流量，改善微循环。川芎可抑制血管平滑肌之收缩，能扩张冠状动脉，增加心肌之供血量，抑制血小板聚集。郁金能降低血黏度，抑制血小板聚集。枳实尚有增加冠状动脉之血流量，加强心肌收缩力，增加脑和肾之血流量，降低脑肾血管阻力等作用。对于消化系统，白芍能缓解胃肠平滑肌痉挛，香附可降低肠管之紧张性、利胆、保肝，枳实可降低胃蛋白酶活性，抗胃十二指肠溃疡，改善胃肠收缩功能，丹参对胃黏膜有一定的保护作用，郁金可护肝、利胆。对于内分泌的影响，仙灵脾有类似雄激素样的作用，香附则有微弱的雌激素样作用，甘草大剂量应用则有拟肾上腺皮质激素之作用。对于泌尿生殖系统，丹参能改善肾功能，茯苓、白术均有利尿作用，白芍、香附均可缓解子宫平滑肌之痉挛，抑制子宫收缩。对于中枢神经系统，茯苓、白芍、柴胡、枳实、郁金、仙灵脾皆有相应的抑制中枢神经之镇静作用。

总之，以上诸药依法配伍组成方剂，从药物的性效作用方面基本上体现出散中有收，速中有缓，有升有降，权制得宜，组合得当。既能解气机之郁结，又可行血中之滞气，在祛邪之同时，亦能匡扶人身之正气。临证治疗根据患者之实际证情灵活化裁运用，效如桴鼓。据近些年来部分中药实验药理学和药效学的研究信息，疏调汤中诸药作用范围比较广泛，可以不同程度地影响体内多个系统之功能。尽管这些药物的药理活性不强，方中之用量也有限，以水为溶媒煎成之汤剂属于粗制品，药物所含有效部位和成分之溶出率不易监控。但摄入人体后仍有"四两拨千斤"之功能，从多方位、多层次、多靶点地作用于病体，发挥综合调节效应，进而影响病证之转归，促使患者康复。

### 5.加减化裁

疏调汤中之药味加减化裁运用，首先要全面分析病机，认真辨证，根据患者所罹病证之范围、部位、性质，分清虚实寒热，病变脏腑，有无并发、兼夹或继发其他证候，"谨守病机，各司其属"俾便于选取针对之治疗药物，或加强扶正培本，或强化攻病逐邪，在疏调气机的基础上进行全面而有重点的灵活治疗。同时对于本方亦可"但师其意，药不拘执"，"纵横跌宕，惟变所适"以免胶柱鼓瑟。至于具体用药，可参阅本书第三章及第五章。

　　总之，疏调汤是一首应用范围相对较广，涵盖面较宽的疏调人体失常气机的广谱治疗新方。因为气机失常者一般多以一组复合证群的姿态出现，其中各组成部分之间又有主次、兼夹、原发与继发之分。张氏疏调气机汤治疗该类复合证，既非只为某一具体之证而设，也不是治疗某一专病之专方。临床运用可根据患者之实际病证情况加减化裁灵活选用相应的药物进行针对性之治疗。若借用汪昂《医方集解》之言作为结束语，则"吾愿读吾书者，取是方而圆用之，斯真为得方之解也者。"

# 第六章 疏调汤加减化裁之临床应用

我国祖辈医学家们早已发现各种疾病的症状表现中存在着某些共性，并从气血、阴阳层面归纳出虚、实、寒、热等不同类型，逐渐形成了"证"的概念，终于确立了辨证论治的诊疗体系，显示出个体化治疗的特色和优势。然而，若将此特色和优势绝对化，仅只依凭辨证论治去处理一切疾病，虽有理论依据且可获相应疗效，但难免流于"以证概病"，易忽视对所治疾病应有之了解和现代认识的意义，难以拟就对病、对证、对症的"三对应"统筹兼顾又有所侧重之理想处方，影响疗效之进一步提高。因为病证本属一体，自当联系思考综合互参。18世纪中叶著名医学家徐灵胎在其《兰台轨范·序》中指出"病各有定名，方各有法度，药各有专能……有所持循，不至彷徨无措"，另在该书凡例中又说用方之道"变而通之，全在乎人"，而《黄帝内经》早已提出"善言古者，必有合于今……如此则道不惑而要素极，所谓明也"，《伤寒杂病论·序》也认为"见病知原，若能寻余所及，思过半矣"。说明辨证论治也不排斥对于疾病的现代认识。张老认为凡是中医功底深厚，且临床经验丰富的中医师，若同时能大体知晓西医学有关疾病的现代最新之认识，又不为其所囿，如此既可开阔治疗思路，也不背离辨证论治原则与宗旨，更有利于发挥中医药的优势。

中西医学各有所长，皆是人类文明的重要成果，但体系不同二者极宜互补。西方医学由于借助现代自然科学成果和新的研究手段进行工作，对疾病的认识日愈深入，取得显著进展，新的诊断方法新治疗方法和药物不断涌现。然而受还原论（reductionism）思想影响较深。中医学具有整体观念，朴素的系统论及辨证思想，自改革开放以来，获得较大发展，据笔者们的日常诊疗实践体验，在以辨证论治为准绳中西医病证恰当结合客观互参的基础上采用中药广谱基础方灵活化裁进行适应病证的合理治疗，多可获得预期之疗效，能够不同程度地解除体内之病变，调节和纠正患者免疫、神经、内分泌和代谢等功能之异常。尤其是临床常见的慢性功能性疾病（chronic functional diseases）如神经官能症、自主神经功能紊乱、功能性消化不良、肠易激综合征等和某些器质性疾病过程中之功能系统障碍。经过针对性的中药复方制剂摄入后发挥的多靶点、多层次、多方面的综合调节，可对体内病理变化的某方面或某些关键环节起到有效的治疗作用。这是中医药治疗的优势。

本章所述，是张老运用疏调气机汤衍化诸方治疗部分适应病证的一些例子，同时也随文介绍了各有关疾病的现今的一些概略认识。文中所涉病种之名称皆依国际 ICD 命名。证候名称则据中华人民共和国国家标准《中医临床诊疗术语——证名》列称。至于方中各药之具体用量宜参照我国最新版《药典》之规定。对于无毒和食药两用之品，用量可有相应之波动幅度，可根据医者实际用药经验合理掌握。总之，宜以确保患者服药安全为追求疗效之前提。

在运用中医药对下述各病进行临床治疗的工作中，张老十分重视并提倡创造性思维能力的培养与发挥，本章所述疏调气机诸方，均为举隅而设。旨在表述疏调人体气机的基本原理，阐明疏调气机理念，活用疏调疗法，则可如前人所言"药贵中病，医不执方"或"但师其意不泥其方"合理地选药组方则可更加灵活而切贴患者所罹病证之实际。

张老 60 年来一直坚持在临床第一线从事中医药诊疗与辨证论治研究，经他亲手治愈的有关气机失常的病例不胜枚举。本章所述在于提示运用疏调人体气机疗法辨治下述病证之理、法、方、药要领与具体操作技术。

## 一、疏调解郁汤

### 1. 药物组成

疏调气机汤加刺蒺藜、石菖蒲、佛手、甘松、玫瑰花、素馨花、厚朴花。

### 2. 方义诠释

疏调汤中之核心成分柴胡、白芍、枳实具有四逆散之意可助气机之条畅与敷布，有缓解抑郁之作用。刺蒺藜可疏肝气之郁积，平抑肝阳之上亢，解心经之郁火。石菖蒲能开宣心窍肾窍，宁神益智。佛手舒调肝气。甘松解郁畅中。玫瑰花气味甘香，芬芳袭人，能柔肝散郁、行气活血。素馨花清馨典雅，可舒发体内之郁气，令人神爽。厚朴花利气宽中散郁。诸药合用，可增强抗抑郁之作用。

### 3. 适应病证

本方之适应病证为抑郁症（Depression）。抑郁症又名忧郁症（melancholia），是对人类健康威胁极大的精神性疾患之一，在全球人群中发病率较高，据 WHO 之统计约占 3%~11%。西方医学现已将此病归属于心境或情感障碍（mood or affetive disorders）的单相障碍表现之一。

所谓心境，通常是指人们持续的情绪状态而言，心境障碍或情感障碍，则是情绪的异常抑郁或病态的情绪高涨。抑郁症患者的临床表现是反复或持续的情绪极度低落、意志十分消沉，可以从心情郁闷不舒到悲观绝望，甚至有自杀倾向。患者对生活工作等任何事物都缺乏兴趣与热情，自我封闭，回避社会，自责自罪，沉默不语，思维能力减退，注意不能集中，不能胜任工作和学习。或有幻觉妄想，失眠，疲劳感，性欲减退等躯体症状，而且其症状往往日重夜轻。其临床症状的突出表现是：情绪低落，思维迟钝，言语动作减少，称为抑郁"三联征"，可成为诊断该病的重要依据。抑郁症亦可见于糖尿病或脑血管病后遗症的部分患者中，称为糖尿抑郁症（diabetes depression）、中风后抑郁症（post-stroke depression），属于继发性抑郁症。与此相反凡无躯体疾病、纯由精神因素引起之抑郁症则属于原发性抑郁症（primary depression）。

在心境或情感障碍的患者中不但有抑郁症而且还有躁狂症（mania）。病者身患的抑郁症并非永远如此绝对不变，不少患者既有抑郁又有躁狂而且交替出现，称为心境障碍双相发作。躁狂症状的具体表现为"躁狂三联征"，即情绪高涨、思维敏捷，言语动作增多并易于受激惹等非正常状态。此与抑郁三联征正好相反，从中医学角度看抑郁者性属阴证、近似于癫疾，躁狂属于阳证类似狂病。凡具有明确之躁狂症状与典型之抑郁表现相互交替发作者称为Ⅰ型双相障碍；而表现重症抑郁与短暂躁狂交替发作者为Ⅱ型双相障碍。前者或称为狂郁症（manic depression）后者名为郁狂症（depressive mania）。在美国以抑郁症为首发症状之病人，其中有90%的患者在未来10年内可发展为双相障碍。单相障碍之抑郁症，一般又分为反应性抑郁（reactive depression）与内源性抑郁（endogenous depression），前者由外界因素引起，当外因消除后，抑郁便可随之而解。后则较复杂，应包括原发性与继发性抑郁。

导致抑郁症的具体原因和发病机理，至今尚不清楚。但经长期的研究发现与脑内单胺类神经递质（neurotransmitter）的缺乏，脑组织结构海马、边缘系统（基底神经节 - 杏仁核等）以及皮层某些特定区域的异常相关。遗传学方面易患因子与X染色体及某些特殊基因有关。神经体液因素如去甲肾上腺素（NE）和5-羟色胺（5-HT）的缺乏或功能不足，多巴胺（DA）神经转运功能失常，以及下丘脑垂体—甲状腺—肾上腺轴调节功能异常，生长激素（GH）分泌反应减弱等有关。近年来对于脑神经的可塑性（brain neuroplasticity），海马神经发生（hippocampal neurogenesis）与抑郁症发病的关系亦颇受关注。

## 4.病机解析

郁字在汉语中具有忧愁、愁闷，菀结于心不得发泄，郁郁寡欢等含义。我国医学素有郁病之名，但概念广泛，举凡气、血、水湿、痰浊、宿食等滞留蕴积于体内皆谓之郁，同时也包括了心境或情感之郁所致之疾病。回顾古代医籍，距今500年前《医学正传》首先提出"郁证"病名，并认为"治法皆当以顺气为先，消积次之"。《张氏医通》云"郁证多缘于志虑不伸而气受病"，《古今医统》认为"郁为七情不舒，遂时郁结，既郁之久，变病多端"。《银海指南》更为明确地指出"忧郁或因衣食之累，或因利害之牵，终日攒眉而致郁者，志意乖违，神情消索"。

关于抑郁症之致病机理：《灵枢·本神》首先提出"愁忧者，气闭塞而不行"，《诸病源候论》谓"结气者，忧思所生也"，《丹溪心法》认为"气血冲和，万病不生，一有怫郁诸病生焉"。《临证指南医案》指出"郁则气滞，气滞久必化热，热郁则津液耗而不流，升降气机失度"。

从抑郁症的临床表现看，则与中医学之脏躁证、百合病、癫证等亦有某些相近之处。

## 5.治疗提要

抑郁症一般皆由忧思、疑虑，情智内伤所致。病变部位与心、肝、肾、脾密切相关。其病机复杂多变，然而其核心乃是肝失疏泄、体内气机陷入郁滞紊乱，继而引发湿滞、痰阻、瘀血等实证病候。当病情迁延日久，气机不利、木郁侮土脾运失健，气病及血，酿热化火、阴伤液灼，导致心阴不足、肾阴亏耗、脾虚失运等脏腑功能失调。诚如《杂病源流犀烛》所言"诸郁脏气病也，其原本由思虑过深，更兼脏气虚"（见《杂病源流犀烛·卷十八·诸郁源流》）。

治疗提要：可予疏肝解郁，疏调气机，和谐脏腑功能为基础。由于抑郁患者病程绵缠，其证往往由实转虚或虚实互见。施治之际当权衡标本缓急，攻补兼施。对于泻实之剂欲理气行气者宜防过用而耗气，活血即可者不必破血，清热泻火者应避免伤中，祛瘀除痰者不能伤正，祛湿之药首选淡渗之品为宜。扶正补虚之剂，健脾不可过用温燥，养心、柔肝、补肾之阴者不可过于滋腻。同时辅以必要之心理疏导则更为全面。处于不同病程阶段之患者其病机变化不可能完全相同，且患者体质亦有差异性，因此疏调解郁汤之具体运用必须从治疗对象的实际证候出发，因势利导加减化裁，灵活治疗。

凡具有抑郁"三联征"等有关表现之抑郁症患者又诉胸胁胀满，呼吸不畅，喜长出气，常叹息或不得矢气等肝郁气滞现象者，则可适当增加枳壳、香附之用量，并酌加木香、苏叶、台乌等行气消滞。

若伴有口淡无味，胃纳呆滞，四肢乏力，便溏，面色萎黄，形体消瘦等肝郁脾虚证候者。可减去素馨花等，酌加谷芽、砂仁、麦芽、山药、鸡内金、党参等健脾补中之品。

出现心烦失眠，心悸健忘、手足心热、腰酸腿软、耳鸣等肝郁心肾不交现象者，可选加酸枣仁、山茱萸、五味子、肉苁蓉、知母、黄柏、黄连、肉桂等以交通心肾。

对于嗽痰较多，泛吐黏涎，恶心欲呕，脘腹闷胀或咽部异物感，甚则神识昏聩、躁狂谵妄，或出现某些怪异症状，属于肝郁痰阻，肝郁痰结，肝郁痰火上犹者，可按下法处理。①痰浊阻中，症见脘腹滞闷，恶心欲呕，纳呆眩晕，身重倦怠，苔心垢腻者，可酌情选加苍术、法夏、薤白、佩兰等祛痰化浊。②痰气郁结咽部、状似梅核梗于喉者，宜以厚朴易厚朴花，加法夏、桔梗、生姜等化痰散结。③痰火上扰，神识昏聩，谵妄狂躁者，可酌情选用礞石、南星、天竺黄、铁落、大黄、知母等豁痰泻火治狂。

### 6. 拓展应用

疏调解郁汤化裁加减亦可用于焦虑症之治疗。焦虑症（anxiety）现已归属于神经症性障碍（neurotic disorders）疾病，是以患者心情异常焦虑恐慌为主要表现的一种神经官能症（neurosis）。其临床特征是与患者之实际生活环境情况极不相称的，病态的持续性精神紧张和反复出现的惊恐状态，同时伴有一系列自主神经功能紊乱及肌肉紧张和运动不安的症状。按其临床表现之不同，又可分为广泛性焦虑（generalized anxiety）与惊慌异常（panic disoroder）两种类型。本病易多见于20~40岁之人，据2003年国内调查统计，该病之终生患病率为5.3%，尤以女性为多。病因与遗传、性格、体内生化及社会因素等有关。

广泛性焦虑又称慢性焦虑，多见于20~40岁之人，其临床特征是患者对于一些本可不必时刻挂心的事情却持续地万分担忧。如总觉亲人外出必然会面临种种威胁生命的安全事故，或觉大难即将临头等等，从而忧心忡忡、坐卧不宁，情绪焦虑抑郁，注意力无法集中，记忆力减退，失眠，胸闷，心悸，呼吸不畅，口干，出汗，胃脘不适，尿频尿急，便次增加，影响学习、工作和生活。

惊慌异常者亦称急性焦虑（acute anxiety），患者多为35~40岁之人。其临床表现是在意识完全清醒的情况下突然出现十分强烈的类似濒死样的恐惧感，自觉胸闷，体内堵塞感和窒息感，过度换气，手足发麻、颤抖，全身瘫软，难以忍受而极度恐慌，甚至惊呼叫号求助。此种惊慌焦虑发作，一般持续约5~30分钟，便可自行缓解，但可反复发作。凡病程超过半年者，即属于广泛焦虑之类。

对于广泛焦虑的治疗，疏调解郁汤亦是本病之适用方药，欲增强治疗效应，尚可酌加合欢花、苏叶、香橼、百合、麦冬等。对于恐慌异常者在疏调解郁汤之基础上可酌加镇惊、宣窍、清心豁痰之品如龙骨、礞石、胆南星、天竺黄、钩藤等。

欲求达到高疗效，则除了药物治疗外还须辅以心理治疗如认知疗法，行为疗法等。然而最重要的是对于患者的诉说应耐心倾听，给予恰如其分的解释、同情与鼓励，方能增强其康复之信心与治疗之依从性。

## 二、疏调安神汤

### 1. 药物组成

疏调基础方去川芎、枳实、香附，加酸枣仁、柏子仁、五味子、夜交藤、合欢花、石菖蒲、远志。

### 2. 方义诠释

在疏调气机、维护先后天的基础上，酸枣仁养心安神，敛阴止汗，有显著之镇静催眠作用，能改善睡眠质量、延长慢波睡眠的熟睡阶段，对异相睡眠影响不明显。柏子仁养心安神，滋阴润肠。五味子养心安神，益气生津，能加强大脑皮层之抑制，使皮层之兴奋抑制过程趋于平衡。夜交藤可养血安神通络。合欢花可解郁安神。石菖蒲亦有镇静安眠作用，其药物之有效成分为 $\alpha$ 与 $\beta$ 细辛醚（$\alpha$，$\beta$，asarone），有研究认为石菖蒲对中枢神经系统有双向调节作用。远志有益智安神祛痰之功，石菖蒲与远志合用可交通心肾。以上诸药共同配伍有利于促进睡眠。

### 3. 适应病症

本方主治失眠症。失眠中医又称不寐，此与西方之 insomnia 含义相同。此症一般多表现为入睡困难，或经短眠之后即醒而不易再度入眠，甚至通宵达旦均处于觉醒状态。常伴有心烦、头昏、健忘、焦虑等症状，属于睡眠障碍的范畴。

慢波睡眠（Slow wave sleep）与快波睡眠（rapid wave sleep），前者属于非快速眼动睡眠（non rapid eye movment sleep），后者属快速眼动睡眠（rapid eye movment sleep）又称为异相睡眠（paradoxical sleep）。在正相睡眠的全过程中，约有 75% 至 80% 的时间属于慢波睡眠 SWS，其中第 I 阶段为初睡期，此时脑电波趋于平坦，$\alpha$ 波逐渐减少，出现若干 $\theta$ 波；II 阶段为浅睡期，出现 $\delta$ 波与 $\alpha$ 复合波；第 III 阶段为中度睡眠期，

可见高幅之 $\delta$ 波；第Ⅳ阶段为熟睡期，此时 $\delta$ 波之出现比例超过 50%。在慢波时相的睡眠过程中，肌电图波幅亦有相应变化，肌张力迟缓，唤醒阈值逐步提高，机体耗氧量下降，但大脑耗氧量不减，生长激素释放增多，有利于少年儿童之成长和成人体力之恢复。快波睡眠时相（RWS）有快速眼球活动（REM），在全程睡眠过程中大约发生 5~6 次，且与做梦有关，此时大脑耗氧量增加，脑血流量增多，脑内蛋白质合成加速，脑电图显示规则之 $\beta$ 波。

社会、心理、病理、环境、生活等有关因素均可引起人体大脑皮层兴奋与抑制过程之平衡失调，使人不能自然地进入生理的时相睡眠状态。如由于丘脑网状结构上行激活系统（ascending reticular activating system）之持续兴奋并向大脑皮层传导扩散，或因中枢抑制性神经递质 r 氨基丁胺（CABA）的释放量减少，神经元放电，兴奋等，皆可干扰或阻止脑皮层抑制过程的正常扩散，从而使人始终处于醒寤状态而不能入眠。

关于失眠症的临床分类，有将其分为原发性失眠、急性和慢性心理应激性失眠三类。所谓原发性失眠（idiopathic insomnia）即无明显原因诱因也无器质性疾病共存而不寐历时已超过一月者。急性心理应激性失眠（acute physical stressic insomnia）又称调节性失眠，通常是由于心理冲突、情绪波动、环境改变而致的短暂性失眠，当应激原消除或环境适应后便可恢复正常睡眠且无其他不适感觉。慢性心理应激性失眠（chronic physical stressic insomnia）多由急性者发展而来，失眠病程持续半年以上，同时伴有明显之情绪波动不稳及躯体之不适症状。

### 4. 病机解析

《黄帝内经》最先认为不寐是由于人体昼夜阴阳自然交替之失衡所致。《灵枢·大惑论》指出"卫气者昼行于阳，夜行于阴，故阳气尽则卧，阴气尽则寤"，《灵枢·口问》云"阳气尽阴气盛则瞑，阴气尽阳气盛则瞑矣"。该书"营卫生会"篇又说"日入阳尽而阴受气也，夜半而大会，万民皆卧，命曰合阴"等均提示失眠是人体卫气之昼夜正常循环受到障碍，使阴阳在人体内之自然转换失常，卫气由日间行于体表之外卫活动，入夜不能转入体内温煦内脏的过程失去平衡，因而导致不寐。《景岳全书》根据人们的神识活动与睡眠之间的固有关系，总结指出"寐主乎阴，神其主也。神安则寐，神不安则不寐"对失眠给予了新的解释。因为"心藏神"是为神之舍，其舍宁则神自归而安，人乃得酣睡。否则神游荡在外而不归舍，寐从何来。所以治失眠之关键措施在于调理气机、养心安神或宁心安神。

### 5. 治疗提要

不寐是由多种因素导致的神舍不宁、心神不安的异常状态。如心脾两虚，心肾不交，胃失和降以及虚火痰热等邪气扰心等，均可能使体内气机失调神不安舍而致睡眠障碍。具体证情常虚实互见，或有兼夹。治疗原则在于详析病机明辨证候，分清主次，有的放矢，补其不足，去其有余，疏利气机调谐阴阳，驱除病邪扶持正气，助患者恢复正常之睡眠。

为此凡失眠患者若有心悸心烦，食少肢倦、神疲乏力，面色萎黄，便溏多汗等心脾两虚证象者，可酌加人参（或潞党参）、山药、木香、莲米、桂圆肉等以增强疗效。若属肾水不升，心火不降而见惊悸潮热，耳鸣腰酸，舌赤口疮咽干，脉细数尺弱等心火过旺心肾不交者，可选加生地、麦冬、山茱萸、肉桂、黄连等使水火相济促进睡眠。若因胃腑气机失常不能顺降，致脘腹饱闷，食滞难消，或呃逆恶心，大便不爽等而难以入眠者，则可加厚朴、莱菔子、神曲、焦三仙、甘松等和胃降逆之品治其标，俾中焦和顺自安以利睡眠。症见潮热心烦，口燥咽干，五心烦热，目睛干涩等肝肾阴虚，热扰心神之不寐者，则可酌加麦冬、栀子、生地、连翘、淡竹叶等以清心安神。此外尚有体肥多痰，痰液黄稠，心悸胸闷，眩晕失眠，舌苔黄腻，脉滑数者，应考虑痰热扰心使然，宜加法夏、竹茹、胆南星、天竺黄等以清化痰热以安神助眠。

### 6. 拓展应用

疏调安神汤亦可用于主诉多梦之人。梦本是人在入眠之后，大脑中自然呈现出的一系列虚拟的影像和事件，属于人脑生理活动的表现形式之一，通常出现于快速眼动的浅睡状态。《黄帝内经》皆从阴阳五行，藏象之盛衰虚实等方面加以解释。认为五脏之气虚或邪气客于不同之内脏，则会出现不同的梦境。如《素问·方盛衰论》云"肝气虚则梦菌香生草，得其时则梦伏树下不敢起；心气虚则梦救火阳物，得其时则梦燔灼；脾气虚则梦饮食不足……"。《灵枢·淫邪发梦篇》则说"正邪从外袭内，而未有定舍，反淫于脏，不得定处，与营卫俱行而魂魄飞扬，使人卧不得安而喜梦"，"阴气盛则梦涉大水而恐悸，阳气盛则梦入大火而燔灼，阴阳俱盛则梦相杀。上盛则梦飞，下盛则梦堕，甚饥则梦取，甚饱则梦与"，《金匮要略·五脏风寒积聚病脉证篇》谓"心气虚者，其人则畏，合目欲眠，梦远行而精神离散"等。总之前人认为"此证亦神不安之一端。凡人形接则为事，神接则为梦。神役乎物则魂魄不安，飞扬妄行，故合目而多梦"。

在一般人群中，有认为多梦为病态者，常诉日间头脑欠清爽与记忆力减退等。对于此类为梦幻萦绕而要求减梦者，可在疏调安神汤中加龙骨、磁石、灵芝、琥珀等。龙骨乃减梦之要药，李时珍《本草纲目》云龙骨能"安心神，止夜梦鬼交，虚而多梦纷纭"治"夜梦自惊"等。若同时伴有气虚无力等证候者，则可加黄芪、太子参等。

### 三、疏调消核汤

### 1. 药物组成

疏调气机汤加夏枯草、橘核、昆布、刺蒺藜、浙贝母、漏芦。

### 2. 方义诠释

在疏调气机的基础上：夏枯草味辛苦性寒能清肝泻火，散郁消结，对于肝气郁积所致之癥瘕结节均可消散。橘核气味芳香而温入足厥阴肝经，功能理气散结止痛。昆布为食药两用之品有消痰软坚散结作用。刺蒺藜能疏肝解郁，治乳闭不通，缓解胸胁胀痛不舒。浙贝母可清热化痰，开郁散结消核，漏芦性苦寒，能清热解毒，行血消肿，与浙贝母互相配伍对于消散妇女乳房痰瘀互结之包块的效用能够增强。

### 3. 适应病证

疏调消核汤之适应病证是妇女之乳腺良性增生（benign hyperplasia of mammary glands）或称乳腺小叶增生（breast lobul hyperplasia）。本病是中年妇女们最常见的乳房疾患，其发病率高达 40%~67%。该病的特征是小叶内腺导管上皮细胞增生，导致弥漫性扩张形成球状小结节，腺体周围组织亦有改变。因此，在单侧或双侧乳腺均可触及结节状、条索状或圆形之包块，数量既可单发又或多发、形状较规则，表面光滑、边缘清楚、质地较韧、触能推移、有滑动感，出现于乳房某一象限区域或圆发于整个乳房之内，不与皮肤或深部组织粘连，亦不引起乳头回缩，部分患者或伴有乳头溢液现象。患者一般均可感到间歇性之局部疼痛，且病程较长。疼痛发作具有明显之周期性，每与月经周期有关，多出现于行经之前或情绪激动之后或过于劳累及精神紧张之际，当情绪平静和月经来潮且畅行之后疼痛便可自然缓解。因此对于某些中青年妇女尚须与月经前之生理性乳房胀痛等相鉴别。

妇女乳房是由乳腺体、脂肪和纤维结缔组织共同构成的胸部体表器官，具有分泌乳汁哺育后代的功能。其生理组织结构有乳腺体，又有 15~20 个乳导管、腺小体和脂肪组织。这些组织均位居于胸部之皮下筋膜的表层和深层之间，而筋膜不仅形成乳腺之包囊，而且成为乳腺之间隔，称为库不韧带（cooper's ligament）。若从乳房外表之中心作一个十字划分，则整乳房须可分为内上、内下，外上、外下四个象限。

双乳外上象限区域内所含之乳腺体数量最多，也最为集中，因此当乳腺结构发生变化时，则此区域内出现之包块也最多。

乳腺之发育与变化，与大脑垂体（pituitary）及卵巢激素（ovarian hormones）如卵泡激素（follicle stimulating hormone FSH），黄体生成素（luteinizing hormone LH）及催乳素（prolactin）等关系密切，且受大脑皮层的控制和影响。因此有学者认为：乳腺小叶增生是内分泌失调或患者机体自身对正常激素之敏感性增高所致，所以应属于激素性增生（hormonic hyperplasia）过度之病态。

乳腺小叶增生异常或纤维囊性增生，属于乳腺结构不良的范畴，通常是其间质和主质不同程度之增生或复旧不良，导致乳腺形态结构和数量之异常改变。一般可分为单纯性增生（simple hyperplasia），腺样增生（adenohyperplasia）和纤维囊性增生（fibrocystic hyperplasia）三种类型。多数学者认为本病系纤维囊性增生，是内分泌因素所致。发生癌变的几率不高，并非肿瘤前之病变。

临床诊断应仔细排除乳房纤维腺瘤与乳腺癌（breast cancer or mamac carcinoma），鉴别之法，首先彩色超声波检测，细查其是否显示无回声之结节，囊内有无附壁肿瘤，囊壁是否规则，局部血供是否丰富等。同时可做钼靶 X 光摄片或 MRI 成像，以及穿刺活体检查（biopsy）等。因为围绝经期和绝经后之妇女，若触诊到可疑之乳房肿块则有50% 之可能是恶性病变，应提高警惕以免误诊。乳房小叶增生，西方医学均视为乳房肿块（breast lump），一般多由于经前乳房胀痛、触疼或患者自检偶然发现乳房有小结节，质地略坚韧、按之或有痛感、表面平滑、不粘连不固定等。若属于乳腺纤维瘤（breast fibroma）一般无疼痛性包块，多发生于青春期少女，肿块界限清楚，触之可移动。单纯之纤维腺瘤（fibroadenoma）癌变之风险较低，复杂性者则风险较高。凡乳房出现肿块同时局部皮肤有小凹陷形成，乳头有血性溢液，触之坚硬且固定于皮肤或胸壁且界限不清，锁骨上窝及腋下淋巴结肿大者，则是乳腺癌之征兆，不可误诊为小叶增生以免贻误治疗时机。

西药治疗，如予能够抑制促性腺分泌和释放，且可作用于卵巢影响性激素之合成从而降低雌激素水平之 Danazol，及能与雌二醇 E2（estradiol）竞争受体，并可阻止染色体基因活化从而抑制恶性细胞生长之 Tamoxifen 等药物内服虽有一定效应，但副作用较大、疗程长，可能出现之风险不易防控。外科手术能切除大部分囊壁，防止再形成囊肿，但对于多发性之增生亦无能为力。

### 4. 病机解析

乳腺小叶增生近似于中医学病名中之"乳核""乳癖"等，属于"癥积""癥块"之类病变。根据《内经》《诸病源候论》以及《杂病源流犀烛》等有关记述；凡是人体内或脂膜间出现包块，质地坚硬，有形可徵不移动者曰癥；有物不硬，推之可移者曰瘕。瘕块之形成，多由于七情内伤，致体内气机运行不畅，最终气结血瘀痰浊凝结而成，乳核乳癖等皆属此类。《济阴纲目》引丹溪所言云"乳房阳明所经，乳头厥阴所属，或为忿怒所逆，郁闷所遏，厚味所酿，以致厥阴之气不行……痰瘀凝滞……时日积累造成隐核"，《圣济总录》认为"妇人以冲任为本，若失于将理，冲任不和……则气壅不散，结于胸乳或硬或肿，疼痛有核"，清邹岳《外科真诠》称"乳癖乳房结核，坚硬，始如钱大……皮色如常，遇寒作痛，总由形寒饮冷，加以气郁痰饮流入胃络积聚不散而致"，明申斗垣《外科启玄》则云"妇人年五十以外，气血衰败，时常郁闷，乳中结核，天阴作痛，名曰乳核"。按《灵枢·经脉》指出的"足阳明胃经之脉……其直者，从缺盆下乳内……是主血所生病者……乳痛"等，提示本病与胃脉有关。此外奇经中之冲脉起于小腹之内，居人体之要冲，可冲动百脉，称为血海，能上下循行，对于女性能"上荣于乳，下注为经"与乳疾亦有牵连。肝主疏泄可疏利气机，若情志不舒，疏泄失司，气机郁滞，血行瘀阻，冲任失调，再加饮食失节，脾运失健，痰浊内生，气结血瘀痰凝相互为患，日久遂酿成肿块，结于乳房便成乳核乳癖等病。

中医药治疗本病具有相对优势，能在一定程度上避免或阻断其向非典型增生（atypical hyperplasia）之方向发展，因此可视为乳腺癌的预防措施之一。按病证结合之思路，从病人之实际出发给予针对性之治疗，则可从多方面调节患者之内分泌及免疫功能，控制病情发展缓解疼痛等不适症状且疗效持久，很少出现副作用或不良反应。据笔者数十年之实践经验：疏调消核汤对于乳腺单纯增生导致之乳痛及乳房包块均有较好之疗效，而对于纤维囊肿者则稍差，疗程亦需较长时间。

### 5. 治疗提要

精心挑选针对性较强之中医药作为治疗本病的一线药物。治疗法则宜以补肾健脾、调冲任扶其本，行气活血、消痰化瘀、软坚散结治其标，而疏调气机应贯串始终。疏调消核汤在一定程度上涵盖了上述治则。

若欲加强软坚散结、破瘀消癥之作用，则可选加三棱、莪术、昆布、海藻（去甘草）甲珠、皂刺等。利用三棱之长于破血，莪术之善于破气，二者相配则可增强行气活血，化积消结止痛之效。昆布与海藻为伍能加强清热化痰，散结软坚之作用，对于肝郁化火，炼液成痰凝结为患之包块消散尤为相宜。穿山甲活血消癥，配以善于攻散之皂刺则可通行经络直达病所消散结节。

夹轻证瘀血者，泽兰祛瘀化积且可调畅月经，其性和缓，而行气不峻、活血不猛，为首选之品。瘀血较重者酌加桃仁、红花则活血通经，消肿散结之作用更强，红花可祛全身之血滞，桃仁可逐局部之瘀血。乳房属于足阳明胃经之循行区域，若再加白芷作为引经导向之药，以乳房为靶点则效果更佳。

兼有脾虚现象者可加山药、苡仁等，以杜绝痰源，亦是治本之举。

出现腰膝酸软，脱发耳鸣等肾虚之象者可加桑寄生、女贞子、旱莲草等清补之品。

### 6. 拓展应用

疏调消核汤亦可用于梅核气之治疗。梅核气是相似于西医学的癔病（hysteria）感觉障碍的一种表现形式，即患者咽部有无痛性梗阻不适的"锁喉"感觉，因此又称为癔病球（globus hystericus）。

癔病球的患者，时觉自己咽部有如梅核大的团块状物堵塞于该处，无痛感。此异物样之团块可出现于两餐之间，但对于食物之吞咽并无障碍，亦无食道反流现象，当注意力被其他事物分散时，则环状软骨水平部位内部之阻塞感则消失或不明显，而在休息或注意力集中于咽部时则咽部之堵塞感十分明显而致心中不安。于是有的患者则恐惧或担心自己是否已罹患喉癌等。其实在广大人群中约有半数之人均体验过短暂的或间歇性而程度不等的此种咽部异物样感觉，尤以绝经期妇女多见此症。此类病人，常伴有癔病共有的某些症状或强迫意识等精神因素，而在直接喉镜和食道镜的检查则未见器质性之局部病理改变，亦无食道之运动障碍。其自觉梗阻症状的发生机制可能与咽肌或食道上端括约肌之功能失调有关，于是患者经常进行吞咽活动，以求缓解此种不适症状。西医学对于癔病球尚无特效治疗药物。

中医学对该病之认识最早，《金匮要略·妇人病脉证篇》云"妇人咽中如炙脔，半夏厚朴汤主之"。《诸病源候论·卷十三·气病诸候》认为"结气病者，忧思所生，心有所存，神有所止，气留而不行，故结于内"，又说"气上下梗塞，结搏于喉间，吞吐不利"，《三因极一病证方论·卷六·七气证治》谓"脏气不平……上塞咽喉有如炙脔，吐咽不下，皆七气使然"等。足见该症系因七情内伤，气机不利，气结痰凝积于喉中，形似梅核状如炙脔状感觉，咽之不下，咯之不出，胶着不去，似有锁喉之感，全称应为喉间梅核结气。中医药对此确有治疗优势，一般可予疏调消核汤加厚朴、法夏、桔梗等而减去漏芦，仙灵脾。

此外本方亦可用于治疗良性甲状腺结节（benign thyroid nodules）。凡成年人群中出现 1cm 左右大小的甲状腺肿块者，约有 50% 之患者属于良性甲状腺结节病。结节之形成可由于单纯性甲状腺肿，腺体增生，纤维化囊肿等，于是导致大小不等，外形不一之结节。亦可由甲状腺炎引起，则患者之血清中的 T3、T4 数值可以升高。由甲状腺瘤或成胶性结节等，其外观可呈圆形式卵圆形，可无自觉症状或有甲亢症状。

但用疏调消核汤治疗甲状腺结节时必须首先分清其结节的性质属于良性或属于恶性。临床鉴别：对于高龄女性患者，结节单发，仅只一个结节，生长快速，质地坚硬，触之固定不活动，表面不规则，患者无疼痛感觉，邻近颈淋巴结肿大，属于无甲亢现象之"冷结节"，或因结节之压迫而导致声音嘶哑者，则应考虑非良性结节，而为甲状癌之表现。此时须行 B 超，CT 甲状腺影像以及细针穿刺活体细胞学检查等进行鉴别以免误诊。

### 四、疏调宁坤汤

#### 1. 药物组成

疏调气机汤加山茱萸、肉苁蓉、女贞子、旱莲草、鳖甲。

#### 2. 方义诠释

在舒畅气机、补肾健脾的基础上：山茱萸味酸性温润，既可温补肾阳，又能滋养肾阴，用于肝肾不足之证可收阴阳双补之效。肉苁蓉温而不燥、补而不峻，能助肾阳，阳生而阴长，与疏调汤中原有之仙灵脾配伍，燮理阴阳，相得益彰。女贞子养肝肾之阴而补中有清，可治虚火上冲之潮热；旱莲草滋阴补肾，能退虚热（前者采于冬至，后者收于夏至，二者配制成丸剂便称为"二至丸"），是培补肝肾之阴的良药。鳖甲滋阴潜阳，能清退虚热、软坚散结。

以上诸药与基础疏调方共同组合可收补肾疏肝健脾、疏调气机、清退虚热、宁神之效。

#### 3. 适应病证

本方之主要适应病证为绝经综合征（menopause syndrome），旧称更年期（Change of life or climacteric），1994 年经 WHO 正式改名为围绝

经期（perimenopause period）或称绝经过渡期（menopause transitional period）。一般 40 岁以上之妇女，自卵巢功能衰退至断经之间一年左右之时段即属此期，但亦有长达数年者。这是妇女自育龄过渡到无生育能力的生命历程，其生理病理机制源于卵巢内卵泡用尽或残余卵泡对促性腺激素（gonadotropin）丧失反应，卵泡停止发育，不再分泌雌激素（estrogen），子宫亦不再活跃，已无周期性变化，生育能力丧失。我国城市和农村妇女的绝经年龄略有差异，平均前者约为 49.5 岁，后者47.5 岁。

绝经期妇女体内之神经体液变化，主要是性腺功能减退乃至衰竭，致雌激素和孕激素（progestin；progestogen）锐减，下丘脑—垂体—性腺轴之间失去平衡与正常制约，致下丘脑和垂体功能亢进，促使性腺激素，促卵泡激素（follicle stimulating hormone）FSH 和黄体生成素 LH（luteinizing）之分泌增多。因而影响自主神经中枢及丘脑释放神介质儿茶酚胺与抑制素（inhinin）催乳素等，干扰了大脑皮层及各内脏之功能，从而引发一系列自主神经功能紊乱的症状。总之，低雌激素血症（hypoestrinemia）是绝经期各种不适症状产生的病理基础和根源。近年研究发现女性机体内有 400 多处的组织细胞膜上都有雌激素受体，若雌激素缺乏则此组织即会发生退型性变（degeneration）或代谢障碍，同时由于性腺甾体激素和神经多肽与神经递质之间的相互作用也是导致自律神经系统功能失衡和精神症状产生的原因之一。

本综合征患者的临床症状较多，一般可见：月经紊乱、先期或后期，经量减少或过多，经期延长，闭经、崩漏等。大部分患者皆有烘热汗出，自觉有热气阵阵上冲，自胸部涌向头部，然后漫延至全身，皮肤潮红，持续数秒至数分钟，随后又觉身上发凉，此为血管舒缩功能调节紊乱使然。同时或伴有心悸、失眠、眩晕、头痛、耳鸣，情绪不稳，注意力难以集中，焦虑抑郁，烦躁易怒等精神神经症状。久之可出现阴道干涩、局部灼热感，白带增多，性交疼痛，性欲减退，尿急尿频或反复尿路感染，尿失禁，腰背及关节肌肉疼痛，骨质疏松，动脉硬化，皮肤干燥、瘙痒、麻木，口鼻眼干燥等现象。妇检可见外阴和阴道萎缩，阴道内皱褶消失，子宫乳房萎缩等。实验室检测：血中和尿液中雌激素及催乳素减少，FSH 与 LH 增高（FSH 之分泌量可超过育龄妇女数据之 13~14 倍，LH 亦可超过 3 倍之多）雌二醇 E2（estrodiol）则极度降低，雌酮 E1（estrone）与 E2 之比 E1>E2，FSH>10u/L 提示卵巢功能衰退。FSH>40u/L 及 E2<10~20pg/ml 则表示卵巢功能衰竭。阴道细胞学涂片检查可见角化细胞减少，白细胞增多，脱落细胞以底层和中层细胞为主。

西药治疗通常予激素替代疗法（hormon replacement treatment）虽能缓解其临床症状，延缓生殖器官之萎缩及干预骨质疏松等继发性病变，但制约因素尚多，药物之副作用及某些潜在弊端不易避免。因此中医药治疗则具有相对之优势。

### 4. 病机解析

西医的绝经期综合征类似中医学之"断经前后诸证"，自古认为是由人体内之肾气衰退所致。《黄帝内经·素问·上古天真论》早已指出人的生命历程与体内肾气由盛转衰的变化密切相关。女性的生长、发育、生殖、衰老过程存在七年一轮的周期性变化自然规律并具体描述云"女子七岁，肾气盛，齿更发长。二七而天癸至，任脉通，太冲脉盛，月事以时下，故有子。三七肾气平均，故其牙生而长极。四七筋骨竖，发长极，身体盛壮。五七，阳明脉衰，面始焦，发始堕。六七三阳脉衰于上，面皆焦，发始白。七七任脉虚，太冲脉衰少，天癸竭，地道不通，故形坏而无子也。"说明妇女的生命历程之发展演化至 35 岁以后因肾气渐衰三阳经脉不足，到达 49 岁时便处于天癸绝而丧失生育能力，这是肾气由盛→平均→虚衰的必然结果，是自然发展规律。

中医学认为人体之肾是"先天之本""元气之根""阴精之源"。《内经》一再指出"肾藏精""藏智""主身之骨""主津液""主唾"以及

"开窍于二阴"等，而且认为"年40而阴气自半，起居衰矣"。肾虚，尤其是肾阴亏耗可以引发一系列继发性病理变化。如《景岳全书·卷十六·论虚损病源》云"肾为精血之海……五脏之本。故肾水亏，则肝失所养而血燥生；肾水亏，则水不归源而脾痰起；肾水亏，则心肾不交而神色败；肾水亏，则盗伤肺气而喘咳频；肾水亏，则孤阳无主而虚火生……故凡病甚于上者，必竭甚于下也"。由此可见，肾阴虚应是绝经综合征原发性病机变化的核心。妇女随着年龄的不断增长，各脏腑之功能逐渐减退，肾中所藏之阴精真水不断耗损，虽有后天水谷及天气之精的充养，但肾气不可避免地由盛转衰。阴损及阳，下元不济，肾阳虚衰则脾失温煦，运化不健则湿聚痰生。肾气不足肾精亏耗则冲任失养而月经失常；阴不敛阳虚火上扰，则潮热阵发；水不涵木，则肝阳上亢血压波动，头目眩晕；肝失疏泄则情绪抑郁焦虑；水不济火，心阴不足心阳独亢，神不安舍则失眠，惊悸等相继而来，终成绝经综合征之表现。

### 5. 治疗提要

更年期之妇女，皆因卵巢功能衰退，引发一系列与雌激素缺乏有关的各种躯体和精神症状，已属于心身疾病之范畴。因此除药物治疗外，还应辅以相应的心理疏导，使之移情易性方为全面。药物的作用旨在缓解或消除躯体症状，难以直接促进心理障碍之消除。据张老数十年的诊治经验，对于绝经综合征之患者，必须重视其首次服用中药汤剂后的治疗效果，使其潮热出汗等不适症状有所缓解，以增其对中药治疗之信心，提高继续接受治疗的依从性，这是首治效应的正反馈。

本病之病机比较复杂，证情常是虚实互见、寒热混杂且涉及多个脏腑，辨证一般均属于复合证型。所以组方用药必须统筹兼顾攻补兼施而又应有所侧重。应当从患者实际出发，明辨证情，分清主次，给予相对合理的治疗。通常可以补肾（滋肾阴、补肾阳或阴阳双补）同时在疏调气机的基础上，灵活配合滋阴降火，宁心安神，清热除烦，健脾化湿以及行瘀、祛痰等法，以收协同治疗之效。

如临床表现潮热，腰膝酸软，耳鸣盗汗，便干尿黄，夜间咽干，经色红量少，舌赤无苔，脉细数等阴虚内热现象者，可酌加生地、知母、黄柏、枸杞、桑椹、地骨皮等。汗出过多者加浮小麦、枣仁、牡蛎等。经量过多者可加海螵蛸、阿胶等。若患者出现形寒肢冷，尿清便溏，白带清稀而多，面色㿠白，舌淡胖而润，喜热恶凉等阳虚现象者，可加巴戟天、补骨脂、仙茅等。寒象剧者，加附片、肉桂、鹿角等。若患者觉口淡无味，不思饮食，四肢无力，苔腻脉濡等脾虚现象者，则可加山药、苍术、砂仁、鸡内金、陈皮、麦芽等健脾开胃，畅旺运化功能，俾有足够的后天水谷之精以培补先天之不足。

### 6. 拓展应用

中医诊疗的最大特色是辨证论治，一般"同病异治或异病同治"均以证为依凭随证而转移。对于任何患者，一经诊断为某证或某某证，无论属于单纯证或复合证，即可拟定针对该证的治疗原则和具体方法，然后根据所确立的法则，选药组方给予治疗。此即前人所言之"有是证，立是法，选是方，用是药"的辨证施治措施和原则。因此疏调宁神汤亦可推广运用于卵巢早衰等类似绝经综合征的疾病之治疗。

日常所见年龄尚不满40岁之妇女，出现原因不明之闭经或月经量特少而稀发，伴有雌激素水平降低而促性腺激素升高，原始卵泡池之储量不足及卵泡闭锁过速，卵巢功能障碍或衰竭（ovarian follicle dysfunction or depletion）导致不孕。或偶尔出现短暂的卵巢功能恢复与间歇性排卵，但受孕概率不高。且临证常有程度不等的潮热汗出，焦虑抑郁，情绪低落，记忆力不佳，阴道干涩，性交疼痛，排尿不适等雌激素匮乏症状者，即属于卵巢早衰（premature ovarian failure）。近年来美国学者根据 FSH、月经情况及生育能力的检测情况，改名为原发性卵巢机能不全（primary ovarian insufficiency）。其诊断标准有三：① 40岁以前闭经，②经两次以上血清检测 FSH ≥ 40IU/L，

③ E2 ≤ 73.2pmol/L。

从中医学角度进行剖析，绝经综合征与卵巢早衰患者之间除发病之年龄具有差异外，却有不少共同之处。如二者之病机均以肾虚为核心，并累及肝、脾、心、冲脉、任脉及胞宫等脏腑经脉。因肾精匮乏则冲任失养而经血无源，肝失疏泄则气机不利而血滞成瘀，脾运不健则气血之生化无源且湿聚而痰生，水不济火则心阳独亢，阴不秘阳则潮热火升，从而呈现出一系列与低雌激素水平有关的临床症状。

治疗原则当以补肾填精为中心，以滋养冲任维护胞宫畅旺经血，同时疏调气机舒解肝郁，健脾助运以开生化之源。从患者证情实际出发辅以相应的活血通经、祛痰化湿等法，统筹兼顾而又有所侧重地灵活进行治疗。为了加强方药的补肾滋阴、扶阳填精作用，尚可酌情加入当归、熟地、鹿角片（或鹿角胶、鹿角霜）、紫河车粉等药物。

## 五、疏调保育汤

### 1. 药物组成

疏调气机汤加党参、熟地、山茱萸、菟丝子、桑寄生、续断，减去枳实。

### 2. 方义诠释

潞党参性味甘平，不燥不腻，能益气健脾、养血和营。熟地黄味甘微温而柔润，可直达下焦滋补阴血，养精益髓，善治肾虚精亏、阴血不足、冲任失养之不孕不育之证。山茱萸酸涩微温，补肾阳而无助火之弊，滋肾阴而无腻膈之嫌，补肾之力平和且不留邪。菟丝子甘辛微温，禀中和之性既可补肾填精益阴，又能扶阳，温而不燥，补而不滞，乃平补肾、肝、脾之佳品，尚能益寿养颜，强冲任固胎元，增性欲助孕育。桑寄生性平偏润，能补肝肾养血益精而安胎，固冲任治胎漏下血，习惯性流产。续断亦能补肝肾，固冲任止血安胎，治妇女血崩胎漏。以上诸药共伍可发挥舒畅气机，补肾填精，益气养血，顾护冲任，助育保孕之综合效用。

### 3. 适应病证

本方之治疗适应对象为不孕症（infertility），凡育龄妇女配偶生殖能力正常，同居已一年，并未采取任何避孕措施而始终未能怀孕者，即属于不孕症。其中以往已有过妊娠者则称继发性不孕，否则便为原发性不孕症。我国育龄妇女中不孕症之发生率约为 7% 至 10%，因女方原因导致不孕者有内分泌因素、卵巢因素、输卵管因素、子宫因素及免疫因素等。现分述如下。

内分泌失调所致之卵巢多囊性改变即多囊卵巢综合征（polycystic ovarian syndrome PCOS）常使妇女不孕：此病的起因是由于下丘脑—垂体—卵巢轴之功能紊乱致使患者排卵障碍而不能排卵。因垂体对促性腺激素释放激素（gonadotropin releasing hormone GnRH）敏感性增加，分泌过多的黄体生成激素（luteinizing hormone LH），刺激卵巢间质及卵泡膜细胞，产生过量的雄激素，抑制卵泡成熟，不能形成优势卵泡，致卵泡呈现多囊样改变。同时肾上腺素和甲状腺功能异常亦可影响卵巢功能，如卵巢发育不良、早衰等。多囊卵巢综合征是妇女生殖机能障碍与糖代谢异常并存的内分泌紊乱综合征，患者体内雄激素过高，持续性无排卵，双侧卵巢均匀性增大，超声波检测卵巢直径＞10mm，可见直径 2~9mm 卵泡 ≥ 12 个；代偿性高胰岛素血症，月经量过少、稀发或闭经，多毛，痤疮，肥胖，颈部腋下或腹股沟处黑棘皮症，皮脂腺分泌旺盛。除导致不孕症外，易并发冠心病，高血压，高血脂及 2 型糖尿病等。从中医学辨证方面看，以肾虚夹痰湿者居多。

子宫局部平滑肌细胞过度增生形成的子宫肌瘤（uterine myoma），是女性生殖系统中最为常见的良性肿瘤，20 岁以下女性少见，若将极其微小之肌瘤患者也一并统计，则 30 岁以上的妇女之发病率可高达 75%。该病有一定的遗传倾向，雌激素可促其生长，绝经后则逐渐萎缩。瘤体多生发于子宫肌层，部分肌瘤可出现于黏膜下或宫颈黏膜下，脱垂于宫腔内或宫颈口处。瘤之小者仅镜下可见，大者可达30cm之巨，其细胞与正常子宫平滑肌细胞相似，中间尚伴有少许纤维结缔组织。位于子宫肌壁间者曰壁间肌瘤（intramural myoma），居于黏膜下者称黏膜下肌瘤（submucus myoma），瘤体数目可为单发性，亦可多发而成为多发性子宫肌瘤（polyleiomyoma of uterus）。即使瘤体已较大而患者也可无自觉症状，但肌瘤能影响子宫内静脉丛充血扩张，导致患者经量增多，经期延长或不规则流血。壁间肌瘤可使宫内膜面积增大，腺体分泌增多使白带量亦增多。肌瘤压迫膀胱可引起尿频，瘤体内血流阻断则可引发疼痛。黏膜下肌瘤可占位宫腔或使宫腔变形而导致不孕。子宫肌瘤属于雌激素依赖性肿瘤，肌瘤本身组织内具有雌激素受体（estrogen receptor）和孕激素受体（progeslin receptor），妊娠期肌瘤增长可加速，绝经期则停止增长或趋于萎缩。子宫肌瘤本为良性肿瘤，但也约有0.5%的患者可恶变为肉瘤。

包括腺体和间质的子宫内膜移窜至其他组织中的子宫内膜异位症（endometriosis），即原本属于子宫成分之一的内膜却有部分转移到身体的其他组织中，8%转移至卵巢内，其次是子宫阔韧带，直肠阴道陷窝等处，且所在之处仍受卵巢激素之作用而周期性反复出血，因出血后机化可与周围器官或组织发生纤维性粘连。如异位在卵巢，反复出血可使卵巢体积增大形成囊腔，内含黏稠之咖啡色液体则称卵巢巧克力囊肿（ovarian chocolate cyst）。异位内膜侵入子宫肌层内侧称子宫腺肌症（adenomyosis），由于腺肌症之成因及流行病特征及症状与一般内膜异位症具有一定差异，现已将其列为一种相对独立之病种。子宫内膜异位症亦属于激素依赖性疾病，其组织学表现虽然属于良性结构，但却具有类似恶性细胞样的转移种植能力，且多见于育龄期之少育晚育妇女，常伴有继发性痛经及小腹慢性疼痛，在患者之血中可检出子宫内膜抗体。25%~35%之不孕症与子宫内膜异位有关，罹患此病之妇女其不孕率可高达40%至50%。患者均由程度各异的慢性盆腔疼痛、痛经、性交痛、经量增多，经期延长或经前阴道点滴出血因而影响受孕。异位内膜侵及消化道则经期腹泻便血或疼痛，侵及泌尿系统则周期性尿频尿痛或尿血，侵及呼吸道则周期性咳血鼻衄等。从中医学角度看多属于瘀血内阻等证，至于因此而不孕者或由于离经之死血积于下焦，壅遏冲任，血运不畅，气机不利所致。

盆腔炎症引起输卵管阻塞不通（salpingemphraxis）也是导致不孕的常见因素，此症系因妇女盆腔炎性病变波及输卵管，致引发输卵管炎性改变，黏膜间质水肿，中性粒细胞浸润，上皮和纤维脱落，黏膜粘连，管腔及伞端闭锁，吸纳及运输卵子之功能丧失。当输卵管处于健康状态时，其黏膜上皮细胞之纤毛不停地向子宫腔方向摆动，有利于卵子进入子宫，且能阻止病原体之进入。同时输卵管本身之分泌液亦含有乳铁蛋白及溶菌酶，具有微弱之杀菌作用。当管腔因炎症损害而阻塞变粗弯曲时，虽有成熟之卵子排出亦无法进入输卵管与精子融合故不能成孕。从中医学角度看应属于任脉不通，胞宫闭阻之证等。

同种免疫、自身免疫阻碍受精与着床亦可导致不孕，所谓同种免疫是指男方注入之精子与精浆在特定条件下成为抗原在女方体内产生抗体，从而阻止精子与卵子结合并不能在宫内着床。自身免疫则是不孕妇女血清中存在着多种自身抗体，如抗卵巢抗体，抗卵子抗体，抗透明带抗体及抗子宫内膜抗体等阻碍卵子之受精与着床。总之免疫因素造成的不孕与女方体内 T 细胞功能失常和免疫耐受（immune tolerance）能力低下以及隐蔽性抗原（sequestered antigen）等有关。此类不孕之妇女，临床证候多表现肝肾不足、阴虚血瘀等现象。

### 4. 病机解析

中医学认为妇女之不孕育与肾气肾精和冲脉任脉关系密切。因为，"肾者，精之处也""肾气盛……而天癸至，任脉通，太冲脉盛，月事以时下，故有子"。任脉与冲脉属于奇经八脉之类，《灵枢·五音五味篇》云"冲脉任脉皆起于胞中"王冰注曰"任脉者，女子得之以任养也"

故有"任主胎胞"之说；冲脉为五脏六腑诸经藏血之海，因有"冲为血海"之称。清沈金鳌《妇科玉尺·卷一·胎孕所由》认为"男子以精为主，女子以血为主，阳精溢泻而不竭，阴血时下而不愆，阴阳交畅精血合凝，胚胎结而生育滋矣。不然阳施不能下应于阴，阴亏不能上从于阳，阴阳抵牾，精血乖离，是以无子"。这说明机体肾虚，精、气、血亏损，冲任不足，是不孕的主要原因，至于肝郁，痰湿，血瘀，癥瘕等之影响则属于干扰因素。

### 5. 治疗提要

人类之孕育与繁衍本属自然，但对于女性要顺利地实现孕育的生理过程，其前提条件是：①本身内分泌系统功能正常；②卵巢内之卵泡发育成熟并排出健康的卵子；③由通畅之输卵管伞端吸纳入管内，与来自男方的活力强健并已获能（capacitation）之精子相互融合，完成受精（fertilization）成为受精卵（zygote）即孕卵；④孕卵发育成胚泡（biastocyst）由输卵管送入子宫腔内，适逢子宫内膜容受性最佳的着床窗口期，于是胚泡经过定位、黏附、穿透而埋入子宫内膜；⑤胎盘形成，胚胎逐渐发育，历经40周之孕育胎儿最终娩出。其中任何一个环节失常或障碍皆可导致不孕或不育。根据引起不孕的具体原因和病证，可灵活选用下述治法与药物。

对于多囊卵巢综合征所致之不孕，应以恢复患者卵巢之正常功能，促进卵子成熟与排卵为目的，宜在疏调气机补肾健脾的基础上加行瘀、祛痰、化湿等药物，如予疏调保育汤加泽兰、巴戟天、苡仁、浙贝母、鹿角霜等，经闭者酌加当归、赤芍、丹皮、鸡血藤、益母草等。

子宫肌瘤属于癥瘕之类。多因气机郁滞，湿聚痰生与血瘀互结而成，欲消除不孕之病根只可缓图。宜在疏调气机顾护正气之基础上酌加活血化瘀、软坚散结、消痰祛湿之品，如桃仁、水蛭、三棱、莪术、牡蛎、苡仁、浙贝母等。经量过多者可酌加茜草、蒲黄、三七等止血而不留瘀之药物。子宫肌瘤中药内治之最佳适应证为 >3cm 之壁间肌瘤，一般疗程3~6月，定期复查。若瘤体反而增大者应防其恶变。

子宫内膜异位所致之不孕，多为瘀血内阻使然。日久易结成癥积，使冲任及胞宫之气机壅遏。又因其受卵巢激素之影响而有周期性变化，故当因势利导地给予治疗。如在经尽之后至下次行经之前，即排卵期前后，子宫内膜处于增殖期和分泌期时可酌加散结化瘀之药，如赤芍、红花、丹皮、夏枯草、牡蛎等；痛经者加香附、元胡、小茴香等；月经过多者去活血化瘀之品加茜草、海螵蛸、地榆、旱莲草等。根据患者实际情况灵活化裁用药。

输卵管阻塞导致之不孕症，多由于盆腔炎症之粘连或子宫内膜异位于输卵管等使然。临床可见气滞血瘀，湿热或寒湿郁阻之证，宜按寒热之不同，分别选加苏梗、小茴香、肉桂、夏枯草、蒲公英、黄柏等。治标可选皂刺、山甲片、三棱、昆布、路路通、王不留行等以加强通管之作用。

免疫因素引起之不孕，临床一般多见肝肾不足，阴虚血瘀等证，治当补益肝肾，养阴活血为主，用药可选加生地、女贞子、旱莲草、枸杞、丹皮、泽兰、龟板、鳖甲等。并可再选加北沙参、土茯苓、木瓜、豨莶草、蒲公英、扁豆等以抑制免疫及自身抗体之形成。

### 6. 拓展应用

疏调保育汤亦可用于习惯性流产（habitual abortion）之预防与先兆流产（threatened abortion）之保胎治疗。凡妊娠不足28周，胎儿体重未满1000克便终止而脱离母体者即是流产。现今西医对其分类较细，按起因划分有人工流产（artificial abortion）、自然流产（spontaneous abortion），从妊娠的时限则分为早期流产与晚期流产，根据其进程分则有先兆流产（threatened abortion）与难免流产（ineritable abortion），以及按妊娠产物之排出情况划分之完全流产、不完全流产、稽留流产等。其中自然流产之发生率约占全部妊娠之15%，且以妊娠12周以前的早期流产最多，约占全部流产之80%。若连续发生2次或2次以上流产者即属于习惯性流产。

引发流产的原因较多。母体方面如罹患全身性疾病致子宫强烈收缩引起胎儿缺氧，子宫畸形，肿瘤，宫颈口松弛，黄体功能不足，甲状腺功能减退，强烈之应激反应，以及母体对胚胎之免疫耐受性降低和 T 细胞功能异常等。胎儿方面如胚胎染色体数目和结构异常形成畸形胎儿难以活存于宫内而自然流产等。

先兆流产之临床表现为停经，出现早孕现象，妊娠试验阳性，怀孕未到 28 周阴道出现少量暗红色流血或血性白带，伴有间歇性较轻微之下腹部疼痛或腰背痛。妇科检查子宫大小与停经周数符合，宫口未开，胎膜未破，无妊娠物排出。经休息和治疗后症状缓解而消失者，仍可继续妊娠。否则腹痛加剧，流血增多便成不可避免之流产。

凡胎怀稳固，孕育正常者，必赖母体肾气充沛，冲任二脉健康。因为"冲为血海，任主胞胎"只有冲脉之血满盈，任脉能维护胚胎方可保证胚胎在宫腔内之正常生长发育而不致流产。所以对于习惯性流产之妇女，应予补肾填精、健脾舒心、益气养血，调护冲任使之能载胎、养胎、固胎。可在疏调保育汤中酌加杜仲、熟地、党参、山药、菟丝子等。孕前之具体调治宜顺应排卵周期用药，如处于排卵前，则原方中之丹参、郁金已有协助排卵之作用，当排卵后期则可酌减此二药，而可利用原方中已有之仙灵脾，再加鹿角霜，山药等以维持黄体功能。兼现热象者可加黄芩。至于调畅母体气机本是原方固有之功能，但理气用药不可过于耗散，祛寒药不可过于温燥，清热之药不可过于寒凉，活血通利之品俱当慎用，以免伤胎。

对于先兆流产者，治疗宜止血益气，补肾气、固冲任以安胎。可减去疏调保育汤中之枳壳，酌增菟丝子之用量。再加生地、阿胶、杜仲、旱莲草、荆芥炭、苎麻根等。若小腹下坠感明显者可加黄芪、升麻。尚伴有恶心呕吐及胃纳呆滞者加苏梗、砂仁以和胃安胎。有热象者加黄芩。张老认为菟丝子药性平和，能固下元治胎动不安腹痛，乃保胎之要药。然而倪朱谟《本草汇言》谓其"虚可以补，实可以利，寒可以温，热可以凉，湿可以燥，燥可以润"则未免言过其实，溢美之词不足为凭。但与续断、杜仲、桑寄生、白术、黄芩等按实际证情灵活配伍，则对先兆流产之患者皆有裨益。以上所述，都是张老积 60 年诊疗实践经验的中肯之言。

## 六、疏调安胃汤

### 1. 药物组成

疏调汤加木香、乌药、厚朴、苏梗、法夏、白蔻仁。减去其中之仙灵脾。

### 2. 方义诠释

本方中之木香性辛散温通，可行气且善走脾胃、三焦，能升能降，宣散滞气，健胃消食，除胃脘痞满。乌药辛开温通，能宣畅气机，顺气止痛，可疏理脘腹内邪逆之气，除胀消痞。厚朴能行气除满，降气消胀，燥湿化痰，消积导滞。苏梗芳香降气，可散腹中滞逆之气。法夏有降逆止呕、健脾和胃、燥湿化痰之功。白豆蔻仁气味芳香，能行气、开郁、醒脾、化湿、止呕和胃。以上诸药互相配伍可协同增效，善治胃失和降，气滞中焦，脘腹痞满疼痛，恶心呕吐等症。以上诸药加入疏调人体气机汤中相得益彰，对于慢性胃炎及功能性消化不良等病之治疗最为合适。

### 3. 适应病证

疏调安胃汤之主要适应病证为慢性胃炎之中焦气机失常等证。

慢性胃炎（chronic gastritis）是由多种因素引起的胃黏膜之慢性炎症或萎缩性病变。根据国际新修订之悉尼系统（Update Sydney Systems）本病又分为三种类型：即非萎缩性胃炎（non-atrophic gastritis，旧称浅表性胃炎 superficial gastritis），萎缩性胃炎（atrophic gastritis）及特殊型（special forms）三者。病变范围可见于胃窦、胃体或全胃。引起本病之原因甚多，90% 以上之患者与幽门螺杆菌之感染有关，幽门螺杆菌HP（Helicobacter Pylori）侵入胃中能释放尿素酶等分解尿素产生 NH3，分泌细胞毒素（Cytotoxin）空泡素（YZCA）破坏胃黏膜，引起黏膜细胞损害及炎症。此外由于饮食中盐量过高及缺乏新鲜蔬菜与水果，也与胃黏膜萎缩及肠化生有关。自身免疫性壁细胞抗体（peritial cell antibody）之作用，幽门括约肌功能不全致胆汁胰液等十二指肠内容物反流入胃等因素，服用非甾体抗炎药物（NSAID）及刺激性饮料等等，均可致胃黏膜损伤，慢性炎症细胞浸润、黏膜腺体萎缩、减少、紊乱或消失而为肠腺样体化生所代替。若上皮内异型增生（intraepithelial dysplasia）则为癌前变化。

由 HP 引起之慢性胃炎可无自觉症状或症状不明显。非萎缩性或萎缩性胃炎，一般都没有可供确诊的特异性自觉症状，仅有程度不等的消化不良现象，如胃脘不适或觉疼痛，上腹部胀满感，晨起不欲进食，嗳气呃逆，恶心或呕吐等。其症状之严重程度与胃黏膜组织学改变并无平行关系。患者之自觉症状只能作为拟诊之参考。如上腹部之饱胀感，常在进食之后加重，于空腹时减轻，此可能与胃之舒张功能障碍有关。又如进食生冷硬或刺激性饮料等可引发胃中之不适或加重其不适的感觉等等，这些症状均无特殊意义，不能作为诊断依据。本病之确诊需赖影像学检查，如在胃镜观察下发现胃黏膜充血、水肿，色泽红白相间或呈花斑状，反光增强，红色区域边缘不清，有白色或灰白色之黏液斑或伴有糜烂而周边轻度充血、底部有灰黄色之薄膜覆盖，或有出血斑点类等则是非萎缩性胃炎之征象。若胃镜检查发现该患者之胃黏膜之色变为灰白、灰黄或灰绿色且色泽深浅不一，胃黏膜变薄皱褶明显减少或消失，可见黏膜内之小血管透出或见如树枝状之较大血管及由肠化生形成之颗粒、黏膜糜烂触之易出血者，且经胃黏膜组织活检（biopsy）胃黏膜固有之腺体明显减少或为肠化腺体或纤维组织所代替，则萎缩性胃炎之诊断便可确立。

## 4. 病机解析

本病近似于中医学之"胃脘痛"及"胃痞"等病。《内径》及《伤寒论》有"木郁之发,民病胃脘当心痛"(见《素问·六元正经大论》),与"但满而不痛者,此为痞"(《伤寒杂病论·辨太阳病脉证并治第七》)。导致胃脘痛及胃痞之原因较多,首要者是患者平素脾胃较虚弱,胃腑本身之阳气及阴液易亏,复因劳倦所伤,饮食不节,情志不舒,肝郁气滞等皆能伤胃。正如《杂病源流犀烛·胃痛》指出"胃禀中和之气,多气多血。壮者不能干,虚则着而为病"。如"饮食自倍,脾胃乃伤",饮食不节,过食香燥或生冷,寒热过度损伤脾胃,寒积伤阳,热积伤阴。忧思抑郁,情志内伤,肝失疏泄其气横逆,犯胃乘脾,致胃失受纳和降,脾失健运升清,因而诸症丛生。病延日久则气郁化火,灼伤胃阴,胃失濡养,虚热内生;运化不健湿聚为患,或炼液成痰,或郁而化热而成湿热,或从寒化而成寒湿俱可郁阻中焦气机,终成胃痛及胃痞之疾。

按慢性胃炎之病机变化及证候演变的一般规律,发病之初其病变主要涉及胃、脾、肝之气分。由于肝失疏泄,中焦气机异常,郁滞不行升降失常,胃气逆乱受纳运化障碍,此时以实证或实热之证为多见。继而则易出现胃阴不足,虚火内扰,湿聚痰生,或瘀血阻滞等导致次生性病理变化,证情趋于复杂。久之内生之邪气羁留,正气耗损,虚实互见,寒热混杂,缠绵难愈,步入慢性状态,症状时轻时重影响患者生活质量。

## 5. 治疗提要

慢性胃炎既然以中焦气机失常之病变为核心,中医药治疗自当以疏调气机为第一线的治疗方法。气机失常之证通过针对性强的疏调方药的作用,促使其气机之运行复常,则体内之滞气、瘀血、痰浊、湿邪、郁热、寒湿、食积等邪气均易消除。疏调人体气机治疗法之主要内容一般皆包括:疏肝气,和胃气,健脾气,宣肺气,宁心气,益肾气，条畅三焦之气等，通过矫枉纠偏，使异常之气机重归于平衡和谐之有序运行。但对于胃脘痛或胃痞之疏调治疗应以疏肝、和胃、健脾为主，气滞宜行，积宜化，逆宜顺，热宜清，寒宜温，痞宜散。旨在调畅中焦气机，恢复其正常之气化入出升降功能，消除各种消化不良症状。同时若能根据患者病情之实际所需，兼以适当之宣肺以强化制节之功，则亦可有助疗效之增强。具体操作用上述之疏调安胃汤可作为应对中焦气机失常之基础通治方。但药物之化裁和用量之轻重，应因人因病因证制宜力求适度，不可太过与不及。具体处治或佐以温中散寒，或清热化湿，或健脾养阴，或活血化瘀，或通络止痛等等，均应对证而设，据证而施。

若患者自觉脘腹冷痛，喜暖喜按，遇冷痛增，呕吐清涎，溺清便溏，舌质淡润，苔白薄等属于胃寒之证者，可加高良姜、荜芨、吴茱萸等。胃阴不足，症见胃热隐痛，烧心感觉，口干舌燥，口苦纳呆，胃中嘈杂，似饥而不欲食，大便干结，舌红少津等现象者，可加沙参、麦冬、石斛、玉竹等。若胃脘痛，痛点固定，拒按，夜间痛增，舌色紫暗或有瘀斑，脉涩，或大便色黑等则为瘀血之象，此时可予丹参、蒲黄、泽兰、三七粉（冲服）等。食滞胃腑者，脘腹饱闷，拒食嗳腐，矢气酸臭，舌苔垢腻而厚等，可加神曲、麦芽、焦山楂、厚朴、鸡内金等。

### 6. 拓展应用

疏调安胃汤亦可用于功能性消化不良之治疗。功能性消化不良（functional dyspepsia）是可以排除器质性、全身性以及代谢性疾病的、临床最常见的身心性消化系疾病，约占消化病门诊患者之20%~50%。其主要表现为上腹部之各种不适（discomfort）症状。在其病程中某一阶段可能以某一种症状较为突出，病情呈持续性存在或反复发作，但其间可有休止期。症状之出现与饮食或情绪因素有关，患者常伴有焦虑、抑郁、失眠、头昏、注意力不易集中等精神症状，有时易与慢性胃炎混淆。按其具体症状之临床表现可分为两型：一为餐后不适综合征（post prandial distress syndrome）以餐后上腹饱胀，早饱晨起不欲进食，嗳气恶心等症状为主要表现。另一型名为上腹疼痛综合征（epigastric pain syndrome）上腹部间歇性中轻度疼痛，不向他处放射，或伴有脘内烧灼感，进餐后痛止或反而引发疼痛。此二型之症状可在同一个患者身上合并出现。

功能性消化不良之病因与发病机理，至今尚无定论，但精神因素之作用已无可否认。其具体功能之异常包括胃肠动力障碍，胃电显示活动紊乱；胃感受容量之程度降低，胃底部容受性舒张功能减弱，十二指肠对胃酸之敏感性增高，以及感染亦有一定关系。从中医学角度看，本病亦属中焦气机障碍、胃失和降之证等。治疗方法与慢性胃炎无甚轩轾。

### 七、疏调通便汤

#### 1. 药物组成

疏调气机方以枳实易枳壳，加杏仁、厚朴、木香、郁李仁、火麻仁、肉苁蓉。

#### 2. 方义简析

在疏调气机的基础上，杏仁辛苦温宣肺降气，除胀泄满，润肠通便，消积导滞。厚朴导滞消积可治食积便秘。木香可温散中焦之寒气，行胃肠之滞气，解脘腹之胀痛。郁李仁性平，能润肺滑肠，治大肠气滞，燥结便秘。火麻仁性甘平，质滑润，治津亏液涸之肠燥便秘。肉苁蓉温肾阳，益精血，又可润肠通腑而治便秘，其特点是补肾阳而不燥，滋润而不腻。以上诸药共同配伍可使大便通畅而不致腹泻。

#### 3. 适应病证

本方之适应症状为便秘（constipation），具体而言其主治病证是功能性便秘（functional constipation），即在排除了器质性疾病的前提下，大便之排出频率明显减少（如每周少于 3 次）粪便量少或坚硬干结，肛门有阻塞感，粪便排出困难，食物糟粕残渣在体内历经 48 小时尚未能排出等异常状态。

在正常情况下，人体内消化道平滑肌具有一种由神经介导的蠕动（peristalsis）能力，可以不断地将纳入体之食物向前推进输送。胃平滑肌之蠕动使纳受之食物与胃液充分混合磨碎后，经迷走神经及胃泌素等之综合作用通过幽门送入小肠。小肠随即收缩、蠕动、进行分节运动（segmental motility）和移行复合运动，使肠中之食糜与消化液混合，充分吸收营养成分供身体之需，然后将不吸收之糟粕经迴盲部下移至大肠，在其中水分被充分吸收后成为粪便。粪便经结肠平滑肌之袋状往返运动、蠕动及分节推进运动最终送入直肠。直肠壁内之感受器受到粪便刺激，其神经冲动传入脊髓骶段之初级排便中枢，同时上传至大脑皮层引起便意，当一切正常时，即可出现排便反射（detecation reflex）自然排出大便。此种生理活动，必须是肠内容物能以正常的输送速度通过各个肠段，最后注入直肠引起便意，通过直肠肌、腹肌收缩，肛门括约肌的松弛，在盆底肌群的协调动作情况下方能顺利实现并完成。在上述一系列生理活动过程中，若某个环节异常，如摄入之食物过少、肠道肌力减弱、蠕动不足，或是排便反射障碍等，皆可导致慢性便秘。

慢性功能性便秘，根据其病理生理学机制，可以分为三种类型：即传输迟滞型，出口梗阻型与复合型。传输迟滞型又称肠排空迟缓型或慢传输（slow transit）型，其成因可能与肠神经丛或肠神经递质功能异常，引起肠道动力紊乱有关，致使结肠之高幅推进式有序活动变少，不协调之运动增多，因而肠内容物不能以正常速度向结肠远端之直肠输送，于是形成传输迟滞性便秘。出口梗阻性便秘的确切名称应为功能性出口梗阻性便秘（functional outlet obstractive constipation）。其特点是粪便堆积于直肠内而不能顺利地自肛门排出体外。构成梗阻的原因一般是由于中枢或盆腔阴部神经功能异常、直肠感觉迟钝、盆底肌肉群协调运动障碍以及直肠平滑肌功能不良等。致使本应及时排出之粪便堆积于体内形成便秘。其次尚有介于两者之间的混合型便秘（mixed constipation）临床亦比较常见，即传输迟滞与出口梗阻两者兼而有之，是便秘之中间型。

以上便秘类型之临床表现各有不同或具有一定差异。传输迟滞型者缺少便意，粪便坚硬，排出困难，直肠指诊无粪便或触及少量坚硬粪块，肛门外括约肌舒缩功能正常，直肠测压正常，但胃肠道内容物之运行时间显著延长，标志物推进速度异常缓慢。出口梗阻型者可有便意或无便意但排便十分困难，阻于肛门努责不出，肛门指诊或触及泥沙状粪便或硬粪团，用力排便时肛门外括约肌呈矛盾性收缩。肠道内容物通过时间可属正常，标志物（如钡剂等）停蓄于直肠内，直肠感觉阈异常等。混合型则同时兼有两型之症状。

### 4. 病机解析

便秘之全称为大便秘结，秘者不宣畅之意，指粪便排出艰难不畅，但粪便不一定干燥坚硬；结者粪便结燥成羊屎状或呈团块状。中医学称便秘为"大便难""后不利""便结""脾约"等。《伤寒论·辨脉法》按病证之虚实不同将其总分为阴结与阳结两大类，认为"能食不大便者，此为实，名曰阳结……不能食，身体重，大便反硬，名曰阴结也"并认为与气滞有关。《诸病源候论》称"大便难者，由五脏不调，阴阳偏有虚实，谓三焦不调则冷热并结故也"，《河间六书》云"热耗其液，则粪坚结"，《医学正传》谓"火盛水亏，津液不生，故传导失常，渐成结燥之证"，《石室秘录》认为"肺燥则清肃之气不能下行于大肠"，《杂病源流犀烛》则说"大便秘结肾病也"。以上论述提示便秘与五脏有关，火盛热耗，灼伤津液致大便燥结。论其病机则不外胃肠积热，气机郁滞，阴津亏耗，阳虚寒凝，引起大肠传导失常使然。

### 5. 治疗提要

《景岳全书》提出"阳结邪有余，宜攻宜泻者也；阴结者，正不足，宜补宜滋者也"。《丹溪心法》反对妄用攻下之法，认为"如妄以峻利之药逐之，则津液走，气血耗，虽暂通而即秘矣"故应辨证论治。《证治汇补》总结云"阳结者清之，阴结者温之，气滞者疏导之，津少者滋润之。大抵以养血清热为先，急攻通下为次"等，而总以疏调气机尤为重要。

疏调通便汤之具体化裁应用，必须分析患者现时证情之虚实寒热和病变范围所涉及的气血阴阳与相关脏腑，以增强治疗之针对性。因为"肺与大肠相表里"，"肾司二便"，"中焦脾胃乃升降之枢机，胃气不降则大便难排"。对于年老体衰，新产之妇和久病体虚之人通常宜在补益气血津液，疏调气机的基础上，采用缓泻之法驱除其肠中之糟粕宿便，以免伤正。如气虚无力之患者，可酌加黄芪、人参等；阳虚而温煦不足者可加锁阳、胡桃肉，阳微者加附片、肉桂等；血虚肠燥者，加熟地、当归等；阴虚而濡养匮乏者加枸杞、天冬等。脾虚运迟者加大白术用量，宿食停滞者加莱菔子，夹瘀血者加桃仁等。实热积滞胃肠，症见便干燥结，尿短赤，口气臭，面红心烦，舌红苔黄燥脉洪数者可加番泻叶、决明子、大黄、芒硝等。但大黄、番泻叶之类药物不宜长期使用，否则有可能损伤患者之肠神经系统，且因其刺激性强，还可造成结肠黑变病，肠平滑肌萎缩，或损伤肠神经丛，产生药物依赖，停药之后便秘反弹加重等。所以对于绝大多数慢性功能性便秘者而言，仍以疏调润下之法为首选。

### 6. 拓展应用

疏调通便汤亦可用于便秘型肠易激综合征的治疗。肠易激综合征（irritable bowel syndrome）是一种最常见的胃肠道动力紊乱性疾病。其具体表现是腹部不适，如腹胀腹痛，大便习惯及情况改变，粪便性状异常。病程既可呈持续性亦可间歇发作，但经结肠镜等检查无器质性病变。一般起病缓慢且较隐匿，病程可长达数年或数十年，但其间具有缓解期，对患者之健康无明显影响。临床主要表现为排便困难，粪便干结量少，呈羊屎状或细杆状，粪团表面可带黏液，或有排便不尽之感觉。便秘可与腹泻交替出现或持续便秘，需服泻药方可通便，此属于便秘型肠易激综合征（irritable bowel syndrome constipation），其病理变化的基础是肠道动力学之异常，此类异常不仅限于结肠，而且亦可涉及小肠与胃。在结肠方面多表现为痉挛性收缩、节段性收缩增加，但向前的高幅度推进性收缩减少，乙状结肠和直肠壁之张力异常，直肠之节律性收缩减弱。予疏调通便汤据证灵活加减药物化裁运用亦可收到较满意之效果。

## 八、疏调生血汤

### 1. 药物组成

疏调汤加黄芪、当归、地黄、党参、黄精、补骨脂、鹿角胶、枸杞子、女贞子、菟丝子。

### 2. 方义诠释

方中之黄芪，味甘、性微温，能补益脾肺之气，而"有形之血，乃生于无形之气"，本品可助生血之源，气旺则血生；又可固人体之表卫，抗拒外邪之侵袭。当归辛甘温，入肝心脾经，功能补血活血可治血虚诸证；与黄芪配伍，便有东垣当归补血汤之意，可令体内"阴生阳长"气血畅旺。党参性味甘平，归脾肺经，能补脾益肺补血，与黄芪同用可增强补气生血之作用。黄精性味甘平，归脾肺肾经，可补诸虚，古人曾视其为延寿之品，能滋养肾精，益气健脾。地黄，熟者甘微温，归肝肾经，具有养血滋阴作用，可治血虚及精亏诸证；生者苦寒能清热凉血止血，适用于阴虚热扰出血之证，再生障碍性贫血并发热出现迫血外溢症状者宜用。补骨脂辛苦温，归肾肝经，能温补肾阳，阳生阴长，有利于血液之化生，动物实验对粒系祖细胞之生长具有促进作用。鹿角胶乃由鹿角熬制而成，关于鹿角《本草纲目》云"生用则散热行血、消肿辟邪，熟用益肾补虚、强精活血，炼霜熬膏，则专于滋补矣"，《本草逢源》也认为"熬胶则益阴补肾、强精活血"，然而《名医别录》《外台秘要》《千金方》等则又有散血解毒之说，亦有利于再障贫血之治疗；动物实验，用鹿角胶液灌胃可使小白鼠血红蛋白含量显著增高；该品滋养力强，既可补人体精血之不足，又有止血之功，古代医家多用于治疗虚劳之症。枸杞子乃平补之药，性味甘平，归肝肾经，能滋阴补肾，益精养血，与鹿角胶互相配伍可起到补血、滋阴、扶阳等多种作用。女贞子，甘苦凉，入肝肾经，可滋养肝肾之阴精，《本草蒙筌》谓其"多服补血"，《本草述》称其"固入血海，益气而和血"等。菟丝子性味辛甘而平，能补肾固精滋阴温脾，对肝脾肾均有平补之功，可间接促进血液之化生。仙灵脾，辛甘温，可补肾壮阳，《本草备要》谓其能"补命门，益精气"，若肾精不足则不能生髓致骨髓不充，益精之品可助肾填髓。另有报道以阳虚实验动物体外培养之骨髓细胞为材料，又观察水溶性淫羊藿多糖灌胃后对动物在体骨髓细胞增殖及3H–TdR 掺入率之作用，结果发现细胞增殖及 3H–TdR 掺入率均有显著提高，且二者均趋于一致等。另据临床观察仙灵脾与地黄、肉苁蓉等共同配伍应用似有类似雄激素样之作用，故方中之仙灵脾亦是治疗再障之主药之一。甘草作用如前述。本方之综合作用为益气养血，补肾健脾强髓，有助于生血，可随证加减化裁。

### 3. 适应病证

再生障碍性贫血（简称再障，AA，aplastic anemia），是由多种原因引起的骨髓组织异常、髓容量减少、脂质增多、网硬蛋白纤维增生，造血干细胞量少质差，终致骨髓造血功能衰竭。临床表现为全血细胞减少，严重贫血，易出血易感染的一组特殊综合病征。一般可分为急性型与慢性型，前者或称重型再生障碍贫血 SAA（severe aplastic anemia）或急性再障 AAA（acute aplastic anemia），后者称慢性再生障碍贫血 CAA（chronic aplastic anemia）。该病可发生于任何年龄，但以老人居多。病因不明者称原发性或持续性再障（idiopathic aplastic anemia）。能引起继发性再障之原因较多如：乙肝病毒感染所致者称为肝炎后再生障碍性贫血（hepatitis associated aplastic anemia），其次尚有微小病毒 B19 亦可导致本病。药物引起者如氯霉素、硫脲嘧啶；化学物品如苯酚类之化工衍生物亦是引发本病的因素。γ 射线和中子辐射量超过 700 到 1000Gy 亦可致本病，如超过 4000Gy 则可直接破坏骨髓微环境而致造血功能衰竭。自身免疫因素，如系统性红斑狼疮 SLE 及类风湿性关节炎之患者，其体内可存在着抑制造血细胞之抗体，亦可致血液再生不良或 AA。

临床症状：对于病情比较严重之患者，可见进行性的程度不等、轻重不一的面色苍白、头昏乏力，心悸气急，皮肤瘀斑或现出血点；或伴有难以控制之发热（39℃以上之高热）与各种继发性感染或出血症状，如鼻衄、齿衄、口腔黏膜出血、眼底出血、咯血、便血、尿血、阴道出血等。体征方面可见网织红细胞百分比低于 0.01，重症患者其绝对值小于 $15 \times 10^9$/L；中性粒细胞少于 $0.5 \times 10^9$/L，血小板少于 $20 \times 10^9$/L。骨髓象显示各部位增生不良，红系、巨核、粒细胞系形态正常，但数量显著减少，而淋巴、网织及浆细胞等非造血细胞明显增多。骨髓组织中髓小粒空虚、脂肪质增加。血中 CD4+ 与 CD8+ 细胞之比值降低，Th1：Th2 之比值升高，血清中之 IFNr 及 TNF 水平升高。

西法治疗：一般给予支持疗法，保护其避免感染，对于慢性再障患者即属于非严重再障 NSAA（non severe aplastic anemia）之患者，首选雄激素如睾酮及其衍生物安雄（testosterone undecanoate）及康力龙（stanozolel）等治疗。因睾酮进入患者体内后，在前列腺等细胞内通过 5α- 还原酶之作用形成 5α- 双氢睾酮，可促使肾脏分泌红细胞生成素，且巨细胞产生之集落刺激因子在肝细胞内经 5β- 还原酶作用后生成 5β- 双氢睾酮和本胆烷酮，可直接刺激造血干细胞（hemopoietic stem cell），使其增殖和分化。但必须在患者体内尚残存一定数量之造血干细胞时雄激素或其衍生药物方可发挥作用，故对于 SAA 或 VSAA（very severe aplastic anemia）常无效。免疫抑制剂如抗胸腺细胞球蛋白（ATG）及抗淋巴细胞球蛋白（ALG）及环孢素 CSA（ciclosporin）可抑制 T 细胞活化及 IL-2 的基因表达，去除抑制性 T 细胞对骨髓造血的抑制性不良影响。对于 SAA 或 VSAA 则宜尽早进行骨髓移植（bone marrow transplantation）则可能达到根治的效果。因为造血干细胞是造血与免疫系统的起始细胞，可表现 CD34$^+$ 抗原，当其输注入患者体内后便可归巢（horming）于骨髓，具有自我复制（renew）和分化为各系统成熟细胞和免疫细胞，并维持终生的造血功能，但因操作条件要求苛刻，难以普及。其次，如输血（单纯输入红细胞或血小板等）乃治标之法，且有后患。所以中西两法结合治疗本病，互补性强，可以发挥中医药综合治疗再生障碍性贫血之优势。

西医学在还原论思想的引导下，经现代实验生理学和病理学研究微观探查，阐明了骨髓造血的物质基础，认识到造血干细胞与骨髓微环境缺陷是再生障碍性贫血病机的关键所在。

### 4.病机解析

中医学从整体论宏观综合的观点，提出血液的生成与多个脏腑相关的原创性理论。认为：本病属于虚劳病范畴，乃血虚之重证，古代或称其为"血脱""血极"等。如《灵枢·决气》曾有"血脱者，色白、夭然不泽，其脉空虚，此其候也"之记载，《诸病源候论·虚劳诸候》又指出"血极，令人无颜色"等。至于非失血所致之血脱或血极则与脏腑之生血功能不足或造血机能障碍有关。《素问·阴阳应象大论》首先提出"心生血"的概念，《素问·五脏生成篇》又说"诸血者，皆属于心"，《血证论》云"火者心之所主，化生血液以濡周身"。《侣山堂类辨》称"血乃中焦之汁，流溢中以为精，奉心化赤而为血"。《灵枢·邪客》云"中焦……所受之汁……上注肺脉乃化为血"。《医碥》则说"胃中水谷之精气，借脾之运化成血。故曰生化于脾"。《素问·六节藏象论》谓"肝……其充在筋，以生血气"。至于肾与骨和骨髓对于血液的关系则较少提及。如《素问·逆调论》云"肾者水也，而生于骨，肾不生则髓不能满"。《素问·五脏生成篇》又说"肾之合骨也"，《素问·痿论》谓"肾主身之骨髓"，《素问·平人气象论》又说"藏真下于肾，肾藏骨髓"。总之髓为奇恒之腑中的一员，为肾所生，受肾精之充养，但未提及其与生血或造血之关系。仅在石顽所著之《张氏医通·卷五·诸血门》提到气与血二者"总由水谷所化，其始也浑然一体未分清浊，得脾气之鼓运，如雾上蒸于肺而为气；气不耗归精于肾而为精，精不泄归精于肝而为清血"等，并归结说血之化成"实不离五行之气化"。这说明血液之生成与五脏的功能有关，而其中最为重要的内脏仍是先天之本肾与后天之本脾，同时也有心、肺、肝之参与。此外，由于血与气是人体阴与阳的代表，"气血相生"，血液之生成与人体之气也密切相关，只有气机保持着调畅，才能拥有充沛的血液濡养周身。引起血脱或血极的原因不外是禀赋的不足，饮食失调，七情内伤，烦劳过度，久病失养等。

### 5. 治疗提要

再生障碍性贫血之治疗法则，应遵循"谨守病机、各司其属"的原则，从而"查其病所，随而调之"，"虚者补之"，调护患者先后天之本。一般治法，宜以养血益气、补肾健脾为主，根据患者实际病情，针对其继发证候或兼夹证候，采用相应之综合治法。

具体化裁用药，对于特无力感、肢体倦怠十分突出者，可加人参或太子参。人参中又以红参为首选之品，因其在加工过程中发生梅拉得反应（Maillard reaction）而产生精氨酸苷且含量较高，并使其中之麦芽糖转化为麦芽酚，成为红参的特有成分之一，有抗衰老的作用。同时人参之提取物对骨髓之造血功能有刺激和保护作用，能使贫血动物之红细胞、白细胞及血红蛋白增加，可通过增加骨髓之 DNA、RNA 及蛋白质等之合成，促进髓细胞之有丝分裂等而促进其造血功能。

若患者表现形寒肢冷，溺清大便稀溏，舌淡胖而嫩，津液清稀，喜热恋暖者，可加附片、肉桂、巴戟天、鹿茸等。

五心烦热，低热，盗汗，咽干，大便结燥者，可加肉苁蓉、山茱萸、麦冬、玉竹、龟甲胶等。

有出血现象者，可加大小蓟、白茅根、茜草、仙鹤草、地榆等，方中地黄生用。

挟瘀血者加红花、桃仁等。

夹湿者加苡仁、通草，湿邪化热者加淡竹叶、茵陈等。

血象长期难升者，加用鸡血藤、阿胶等。

并发感染高热者则应按温病卫气营血或三焦辨证施治。

再生障碍性贫血，往昔曾被称为难治性贫血（refractory anemia）属于特发性疾病（idiopathic diesease）之列。今大部分原因均已基本上探明，治疗亦渐有进展或部分突破。其中不必依赖输血（红细胞或血小板输注）之 CAA 患者，可在定期检测血象，密切观察之下用中医药治疗。若尚需血细胞输注，或经序贯免疫抑制剂等治疗后病情趋于缓和者，则可予中西医药结合治疗，极重型之 VSAA（very severe aplastic anemia）则当以西法为主中医药为辅治疗。因 VSAA 患者之特点是内脏出血和严重感染伴有严重贫血，而 CAA 则病势较缓，以渐进性贫血为主要表现亦或伴有出血及感染。西医学之联合免疫抑制剂毒副作用较大，雄激素对年轻女性患者之应用有限制。骨髓造血干细胞移植来源不易，且移植物抗宿主等对治疗有干预均使中医药对该病之治疗有用武之地，并显示相对优势。中医治疗首先应分清标本缓急，先稳定或缓解症状，延缓病情发展，治本之法为益气生血、补肾健脾，同时应预防感染、防治出血。凡久治不应者，当仔细辨析有无夹瘀、夹湿，或病已入络，或肝郁不舒、疏泄失职、气机不畅等影响疗效之因素而给予针对性之治疗。不可胶柱鼓瑟，贻误病机。

此外对于长期反复输注红细胞之患者，还应想到其体内之铁负荷过重致有继发血色病（hemachromatosis）之虞。因含铁血黄素沉积于人体器官组织，可继发肝硬化、糖尿病、性腺萎缩，皮肤呈暗灰色或古铜色等病变。此时宜在益气养血疏肝基础上加强活血化瘀以助驱铁治疗。

### 6. 拓展应用

长期居住在靠近海平面地区人群，一般情况下外周血液单位容积内红细胞容量减少，血红蛋白 Hb（Hemoglobin）成年男性少于 120g/L，女性少于 110g/L（孕妇 100g/L）即可视为贫血（anemia）。高原地区居民 Hb 水平一般均较高一些，贫血线应以当地标准而定。在贫血病人中属于非再生障碍的患者，亦可予本方化裁协同治疗能够增强疗效。例如临床表现体倦无力、头昏纳呆、面色苍白、皮肤干燥、爪甲变脆无常光泽或凹陷等，贫血呈现小细胞低血红素、网织红细胞正常或轻度升高，骨髓片显示以红细胞增生为主，血清铁低于 8.95 μmol/L 者为缺铁性贫血（iron deficiency anemia deficiency）。可予本方据证化裁配合琥珀酸亚铁 0.1 g，每日 3 次治疗，能够提高疗效。

若属于叶酸、维生素 $B_{12}$ 缺乏所致之巨幼细胞贫血（megzloblastic anemia），则在补给所缺物质共同时，予本方据证灵活加减化裁治疗，亦可提升治疗效果。

## 九、疏调增力汤

### 1. 药物组成

疏调汤加黄芪、太子参、当归、山茱萸、鹿角片。

### 2. 方义诠释

方中之柴胡，《神农本草经》称之为"茈胡"，列为上品，认为服之可"推陈致新……益精"等。清·徐灵胎《神农本草经百种录》谓其"能振奋清阳则大气斡旋，百积自化"。《药性论》云其"可宣畅气血"治"劳乏羸瘦"。《日华子本草》云"益气力，添补精髓"。《滇南本草》谓其能疗"痹瘘"。《本草正义》指出"柴胡主治，止有二层：一为祛邪……一为正虚，清阳之气陷于阴分，举而生之，使还其宅，而中气自振"等。可见柴胡之作用较为广泛，非止解表、疏肝、升阳而已，尚有"益精气"及"治瘘"等作用。黄芪，李时珍称其为"补药之长"能"益元气、实皮毛"，《本草汇言》谓其可"补肺健脾"治"手足不随者，黄芪可以荣筋骨……可以生肌肉"等。《本草备要》谓其能"壮脾胃，生血生肌"，《本草正义》认为黄芪的治疗作用"能直达人之皮肤肌肉"。太子参为石竹科植物异叶段繁缕之块根，性味甘平，入脾肺二经，功能补脾益气，善治脾肺之气阴两虚，倦怠乏力，胃纳呆滞，自汗气短，有利于久病之体服用，其作用类似于西洋参而效力较逊。但太子参所含之植化成分人参多糖有免疫活性；另其含有之多种微量元素为人体蛋白质、酶、RNA 等的合成所必需；其次所含糖蛋白亦是人体细胞组成所不可少，其糖脂可提供人体能量，填充组织器官。太子参的综合作用有抗疲劳、抗缺氧、抗应激、抗衰老等功能，与黄芪、白术共同配伍，可增强治瘘之效。白术甘苦温，归脾胃经，能健脾益气、燥湿固表，为补脾之要药。当归补血活血，"血为气之母"补血可以益气并营养肌肉。淫羊藿（仙灵脾）味辛甘，性温，入脾肾经，作用广泛，能补肾助阳，益精抗衰起瘘，强筋壮骨，治腰膝、四肢无力，巴戟天性甘微温，归脾肾经，作用温和，能补肾壮阳，治瘘软无力，与仙灵脾配伍，可协同增效。山药性味甘平，食药两用，可补脾养胃、益肺生津、补肾涩精，与黄芪合用，能补肺脾肾之气，令上中下三焦均可受益。山萸肉亦是必需之品，因其不寒不热，不燥不腻，平补肝肾阴阳，乃治肝肾不足之要药，既可滋阴又能补阳，可治腰膝酸软，肢体无力。鹿角片（或粉），性味咸温，乃血肉之品，能补肾助阳，益精血，强筋骨，活血起瘘，对于久病之躯，可振奋功能，利于康复。若采用野山正四平头血茸（尚未角化之鹿茸）则疗效更佳，惟热证者不宜。甘草用以调和诸药。以上诸药互相配伍，可发挥调补治瘘之综合作用。

### 3. 适应病证

运动神经元病（moter neuron disease, MND），旧称 charcot 氏病，属于脊髓神经病变之一。发病年龄多为 30~60 岁之男性，儿童及妇女较少见。西太平洋地区岛屿居民患病率约 13/10 万人左右。该病一般呈渐进性恶性发展，预后不良，被视为神经内科之绝症。

发病原因至今未明，约有 10% 之患者有家族遗传倾向。有研究者认为：本病与人体内过氧化歧化酶基因 SOD-1（superoxide dismatas-1）之突变，或与运动神经元细胞内兴奋性氨基酸谷氨酸（glutamic acid）过量蓄积，引起细胞内钙超载使细胞变性，继发神经元死亡。多数学者则认为由于环境因素，病毒，中毒，化学因素等的作用，导致遗传基因之突变是本病的重要原因，而自身免疫（autoimmunity）之因素亦不能排除。目前已发现肌萎缩硬化患者脊髓前角细胞有"泛素"或称"小蛋白质"（ubiquitin）之沉积，与额颞痴呆者相似，提示其与 DCNI 基因突变有关。

病理解剖显示：罹本病死亡者之脊髓萎缩变细，变软，病变节段前角细胞变性，侧索锥体束纤维髓鞘脱失，运动神经元减少，形成肌萎缩侧索硬化，乃至延髓麻痹等。

临床表现，通常可见上肢肌肉萎缩，无力，肌束震颤，或出现下肢运动障碍，足不能履地，腱反射亢进或消失，肌张力增强。严重者舌肌萎缩无力，吞咽咀嚼俱感困难，构音障碍，言语不清等。属于脊髓病损者，一般病情发展较慢，病涉延髓者则发展迅速，直至功能全失，呼吸麻痹而危及生命，或死于继发感染。按其病变部位性质与具体表现可分为四个类型：①肌萎缩侧索硬化 ALS（amyotrophic lateral sclerosis）此型为临床最常见者，以中年男性居多，起病缓慢，首先出现手部肌肉萎缩无力，继而向前臂上臂发展达肩部，伴有肌束震颤，下肢肌张力增高腱反射亢进，病理征阳性，呈上运动神经元瘫痪。症状从病侧逐渐向健侧发展，左右俱病。当其病变涉及延髓桥脑神经运动核，则舌肌萎缩纤颤，吞咽困难，语言不清，最终头不能举，呼吸困难直至麻痹。此型之特征是既有上运动神经元之病损，同时又有下运动神经元之损害，病变广泛，且可合并出现认知能力和人格情感之障碍或异常。②进行性延髓麻痹 PBP（progressive bulbar paralysis），多见于中年以后之人，常见于 ALS 末期，但亦有属于首发之患者。约有20% 之病人发病之初即出现延髓病变征象，舌肌萎缩纤颤，吞咽困难，饮水呛咳，言语障碍，当病变涉及桥脑和皮质脑干束时则腱反射亢进，并出现阳性病理征。③原发性侧索硬化型 PLS（primary lateral sclerosis）中年男性发病较多，病情进展较缓慢，病变主在大脑锥体细胞和锥体束系统，不影响下运动神经元。临床表现肌无力，肌张力增高，腱反射亢进，病理征阳性。少有肌萎缩现象，亦不影响感觉和自主神经功能。如侵犯到脑干皮质延髓束则亦可出现类似延脑麻痹之症状，称为假性延髓麻痹（pseudo bulbar palsy），如舌肌异常，吞咽障碍，言语不清等。④进行性脊肌萎缩 PSMA（progressive spinal muscular atrophy）此型之病变部位仅在脊髓之前角细胞，不涉及上运动神经元。发生于婴儿时期者又称 Werdnig Holffmanns disease，又称 SMA-Ⅰ，表现为婴儿四肢和躯干肌肉萎缩无力，哭声低微，发绀，多在一年内夭折；见于幼儿及儿童时期者称 SMA-Ⅱ，通常于半岁后发病，不能站立及行走，肌弛缓、无力、萎缩、颤动；发生于少年时期者为 SMA-Ⅲ或属于 Fozio Lode disease，除上述症状外亦可出现延髓麻痹症状。

总之运动神经元病实质上大都属于肌萎缩侧索硬化症之不同阶段、不同程度的运动系统病变，应归于脊髓侧索硬化（spinal cord leteral sclerosis）之范畴。其病理进展缓急不一，不同部位之病损及功能障碍之发展速度有明显差异，存活时间一至数十年不等。

诊断主要依靠临床症状与体征：如起病过程，进行性上下运动神经元功能异常，肌肉萎缩无力、震颤、无感觉障碍等。应与颈椎病，脊髓空洞症，重症肌无力，脊髓灰质炎后综合征等鉴别。实验室检查，本病肌电图可显示明显之纤颤电位，肌收缩时有广泛正尖波、纤颤波和巨大电位。部分患者（约30%±）脑脊液中可有 CM1 抗体阳性表现。

西医药至今尚无特效治疗，现用之 lamotrigine 未证实有效，riluzole 对肝脏毒性大，免疫抑制剂环磷酰胺 Cyclophosphamide 仅对部分病例有一定疗效，肢体僵硬者可予 baclofen 等。

### 4.病机解析

本病近似于中医学之痿证，痿躄，肉痿，筋痿等。致痿之原因不外先天禀赋薄弱，后天饮食劳倦，七情六淫，久病失养等因素使然。其病机，《素问·痿论》云"肺热叶焦，则皮毛虚弱急薄，著则生痿躄也"，又说"肉痿者，得之湿地也"，指出肺"热"与"湿"邪入侵是致痿的原因，理由是"肺者，藏之长也"和"湿热不攘，大筋软短，小筋弛长，软短为拘弛长为痿"（见《素问·生气通天论》）。对于肉痿病则又多次提到"肌肉不仁"或"肌肉濡渍痹而不仁，发为肉痿"则与运动神经元病之感觉仍有不同，中西医病名对比，仅有某些近似之点，不能一概等同，关键在于辨证论治，病证互参。

隋代巢元方《诸病源候论·风身体手足不随候》认为"手足不随者，由体虚腠理开，风气伤于脾胃之经络也……脾主一身之肌肉，为胃行水谷之气，以养身体四肢。脾气虚，即肌肉虚……故全身手足不随也"指出脾虚是手足肌肉不能随意运动之关键。其后《丹溪心法》又分析了湿热、湿痰、气虚血瘀等致痿之各种证候。张景岳《景岳全书·杂证谟·痿证》又提到"元气败伤，则精虚不能灌溉，血虚不能营养者，亦不少矣"及"水亏于肾，血亏于肝"等有关病机之论述。清叶天士《临证指南正案·痿》叶氏门人总结云"夫痿证之旨，不外乎肝、肾、肺、胃四经之病……先生治痿无一定之法"等说明痿症之病机并非单一之肺热与湿热为患。按临证所见多因饮食劳倦情志内伤，脾胃先病渐及肾肝，中焦虚羸，纳化失司，脾主肌肉，脾运失健，不能散精，四肢不能获得水谷精气之荣养则痿躄。阳明虚不能束骨利机关，宗筋纵而诸筋弛。肾不藏精，而肺气不足，化源不济，肾精亏乏，水不涵木，不能营养筋骨故四肢乏力。肝阴不足，肝阳化风则肌束颤动。肺气虚则声低息短，构音困难。脾虚则湿聚痰生，上蒙心窍则言语不清等。

总之运动神经元之病机，其本在于脾、肾、肺之虚，湿、热、痰、瘀等内生之继发性实邪为标，临证常是虚实互见，顽固难愈，最终致死故称绝症。

### 5. 治疗提要

运动神经元病之中医治疗，首先应辨明其基础证候，病变之部位及有无继发或兼夹之证，谨守病机。可参照《素问·痿论》所云"各补其荣而通其俞，调其虚实，和其顺逆"之治则，此虽为针灸治疗所设，但亦如"治痿独取阳明"之法等，仍可作为中药内治之参考。施治之基本原则应根据其病机特点，采取扶正培本，调摄先后天，健脾益气以养肌肉，补肾填精以强筋健骨，兼予疏利气机，畅旺营血，濡养肌肉。痿证日久易致气血瘀滞，病入于络。因此在补益脾肾等之同时，适当给予必要之理气疏郁、活血通络等治疗。其次如朱丹溪谓"痿证断不可作风治而用风药"，张景岳云"痿证最忌发表，亦恐伤阴"等。但朱、张所说亦非绝对，如夹风而肉瞤，肌束颤动较剧者仍可使用镇肝息风之药作为权宜之用；患者出现外感之际亦可暂用解表之法。

具体而言：凡属于肝肾亏虚而致者，起病一般皆十分缓慢，且以下肢痿弱者居多，治宜予滋养肝肾为基础，起于脾胃不足者，多有夹湿之患，常见肢体困乏无力；若湿郁化热则有湿热现象，如舌苔黄腻，渴而不欲饮等症状，治当益气健脾或兼予化湿清热等法。肺热津伤者，可见干咳，皮肤干燥，肌肉萎缩无力，呼吸不利等现象，治法应予清肺润燥，养肌起痿。夹瘀者兼予活血，夹痰者祛痰，夹湿者化湿、利湿、渗湿、燥湿。偏热者清热，偏寒者温阳，入络者通络等治疗。

临床治疗之际，凡出现与疏调汤主治不符之证，则当减去不利于对证或对症之药物。若属阴血亏虚濡养不足之象者，酌加熟地、女贞子、百合、玉竹、天冬等，阴虚内热火升者，酌加龟甲、鳖甲、知母等。若属阳虚，温煦不足而现虚寒之证者，可酌加附片、肉苁蓉、肉桂、鹿茸、胡芦巴等。内风旋动，肌束震颤者，酌加镇肝熄风之石决明、珍珠母、钩藤等。痰浊内蕴，上蒙心窍而现构音困难、言语不清者，可酌加豁痰宣窍之石菖蒲、远志、胆南星等。

运动神经元病，属神经内科绝症之一，至今病因未明，大约与自身免疫有关。西医药无特殊疗法，免疫抑制剂环磷酰胺CTX（Cytoxan）虽对部分患者有一定疗效，是目前临床应用较广泛之烷化剂。该药进入人体后，通过肝药酶P450水解后生成醛磷酸铵，达到组织中形成胺氮芥而发挥治疗作用。但其分解产物对泌尿道有刺激，且能抑制骨髓，发生消化道反应、脱发、口腔炎、膀胱炎，大剂量使用还能引起心肌损害和肾毒性及耐药现象，亦非理想之治疗药物。

中医药复方内服，使用安全，未见明显之不良反应。由于多种天然药物配伍应用，可发挥多靶点、多层次、扶正培本等综合作用，可延缓或在一定程度上阻断病变迅速恶化之进程，延长患者之活存时限，改善其生存质量。进一步研究，严格按照循证医学EBM( evidence-based medicine ) 要求，通过相应样本数之GCP试验，经系统评价（ systemic review ）及 meta analysis 获取终点评价（ end point evaluation ）则可判明或显示中医药对于本病治疗效果之实情。

### 6. 拓展应用

对于非器质性原因所致的"肢体软弱无力（ motor weakness ）"，本方随证加减化裁运用亦有良好的改善作用。此类无力症状多见于亚健康者，以慢性疲劳综合征( Chronic fatigue syndrome ) 为主要表现的人群。据联合国世界卫生组织的标准健康是指身体、精神和交往上的完善状态，而"亚健康"则是既未达到健康标准又不属于疾病的一种中间情况。因此有人称这种既非完全健康又非疾病患者为第三状态（ third state ）。处于此种状态之人在整体人群中之占比可高达30%~70%，且多以慢性疲劳征的面貌出现。其临床表现特征是持续感觉倦怠无力，活力降低，休息亦无缓解。精神不振，时时感到疲乏，关节和肌肉酸痛，头昏或闷痛，睡眠紊乱，食欲减退，情绪低落，心烦易怒，记忆力下降，精力不足等。经正规体检未发现异常，仍能坚持工作学习及社交活动。其病因病机，多由职场竞争、人际关系、心理压力，思虑过度劳伤心脾，情绪不悦、肝气难舒，心阴暗耗，肝肾亏损，脾运失健，气机失常诸证丛生，易酿成气虚肝郁、心脾肾俱亏之证。治予本方随证化裁、分清标本主次，以疏调气机为基础灵活遣药，可获良效。

## 十、疏调健骨汤

### 1. 药物组成

疏调气机汤加山茱萸、熟地黄、骨碎补、当归、黄芪、补骨脂、鹿衔草。

### 2. 方义诠释

方中之山茱萸，味酸涩，性微温。入肝肾二经。能补益肝肾，涩精固元。肾主藏精主骨，肾虚精亏不济，精不荣于骨，骨失所养、筋失柔韧，于是骨痿腰膝疼痛，肢软无力。山茱萸之特点作用平和，补肾阳而无助火之弊，滋肾阴并无滋腻之嫌，乃平补肾脏阴阳之妙品，为方中之君药。熟地黄味甘、性温，能滋阴补血、养精填髓、是培本固元之要药。骨碎补性味苦温，归肝肾经，能补肾强骨，可治骨痿、腰痛脚弱、能愈骨折损伤，为伤科常用之药。补骨脂辛苦温，入肝肾经，能补肾强精，善治肾虚骨弱之腰膝酸软无力等病，与骨碎补配伍，可协同增效。鹿衔草又名鹿含草，辛苦温，归肝肾经，能养肝补肾、益肺，强精壮骨。可治肾精亏耗、骨骼痿弱，腰膝酸痛，四肢乏力等症。仙灵脾，其味辛甘、性温，入肝肾经。有补肾助阳益精起痿之功，能强筋壮骨、祛风除湿，可治腰膝酸软无力等症。骨碎补、补骨脂、鹿衔草、仙灵脾共为本方之"臣药"。黄芪味甘、性温。能益气固表，补肺益脾，李时珍谓其可"益气而补三焦"。当归性味甘温而润，辛香善走窜，既可补血又能行血，与黄芪配伍则气血双补，气虚血滞者尤为相宜。山药食药两用，其性平和，能健脾补肾、益气养阴。张锡纯谓其"色白入肺，味甘归脾，液浓益肾……能补肺补肾兼补脾胃"，补气而不滞，养阴而不腻，为培补先后天之佳品。黄芪、当归、山药均为方中正"佐"之药。甘草为使，可调和诸药。

以上诸药共同配伍，补肾养肝，强筋壮骨，益气健脾和血，共奏补肾健骨之功。

### 3.适应病证

骨质疏松综合征（OS, Osteoporosis Syndrome），是人体代谢性骨病中之最常见者。由多种因素导致骨质微观结构之退行性改变（degenerative change），骨强度减弱，脆性增加，易发生骨折。其特点是骨量减少，骨强度降低，骨皮质变薄，骨小梁减少变细及骨海绵组织的数量及体积均减少。骨腔变宽，荷载力明显减弱。临床表现多见于中老年人，且女多于男。常诉腰背及肢体疼痛，每当用力及负荷增加则痛增，或活动受限，甚至行动俱感困难。且易于发生骨折，尤以尺桡骨及髋骨等处易折断，后者严重、死亡率高。由于椎体等处因骨转换加速而逐渐变形，使肌肉韧带受力异常而引发疼痛。又因椎体受压缩性骨折而驼背，身高缩短、胸廓变形而影响心肺功能，增加其他不适症状，严重者尚可出现小腿部之肌肉抽筋或手指抽搐等现象。60岁以上人群中妇女之发生率最高，约占受检人数之28.6%（男性为13.3%）。随着人口的老龄化，本综合征之发病率有上升趋势。人类中白种人发病率最高，黄种人次之，黑种人最低。在亚洲，我国属于该病之高发区之一，国内属于原发性骨质疏松综合征之患者，估计约有8800万人左右，严重影响人民健康，应当积极防治。预防之法首在合理膳食，适当运动并接触阳光，每日通过饮食摄入之钙量应高于10mg每公斤体重，以维持钙之正平衡，最好从幼年时期便开始合理摄钙，此与成年后骨量峰值有关，可减少老年期本病之发生。

一般人群中，女性 40 岁起（男性 50 岁），骨骼系统内成骨细胞（osteoblast）之功能逐渐减退，而破骨细胞（osteoclast）功能增强，导致骨质之破坏吸收与转换大于骨质之构建形成与复常，于是骨量锐减，强度减弱。再加遗传因素，激素异常，营养及药物等因素之影响而易致本病。

在各种致病因素中，如 VitD 受体等基因的变异。不利于钙在消化道吸收，小肠对于食物中之钙的吸收减少。女性绝经后，体内雌激素急剧减少，从而引起调钙激素甲状旁腺激素和降钙素之分泌量异常，使正常的骨调节机制紊乱，骨转换加速，骨丢失严重，形成转换型的骨质疏松症。因为甲状旁腺分泌之激素 PTH（parathyroid hormone），对骨质疏松之发生影响很大。老年肾功能减退，$1, 25-(OH)_2D_3$ 生成减少，血钙值降低，刺激 PTH 分泌，骨组织对此敏感性增高，成骨细胞之活性受抑制，促进了破骨细胞的溶骨活动。同时降血钙素（CT, calcitonin）水平低，不足以拮抗 PTH，从而加速骨量的丢失。性激素的缺乏和营养不良，蛋白质之摄入不足，造成血浆蛋白过低，骨基质蛋白合成不足，新骨之生成缓慢，再加钙质缺乏更加快了骨质疏松之进程。此外 VitC 是骨基质羟葡胺酸合成不可缺少之物，VitC 亦可使骨基质合成受影响而减少骨量。这些因素皆可导致骨质疏松综合征。绝经期后之妇女及老年患者多属于原发性骨质疏松，可称 I 型（即绝经后）骨质疏松症，70 岁以前发病者一般属于此型；70 岁以后发病者则称 II 型骨质疏松症（即老年型）。前者之骨折以柯氏骨折（Colles fracture）多见，后则常见股骨颈或髋骨折，且预后较差。

西医诊断，通常用双能 X 线吸收法，测定患者之骨密度 BMD（bone mineral density），按 WHO 推荐之标准 $T-score：T \geqslant -1.0$ 为正常，而 $T \leqslant -2.5$ 为骨质疏松。亦可根据 X 光片查看，凡见骨小梁变细或减少，或稀疏且分布不均匀或消失，骨皮质变薄，椎体呈双凹征者，则是骨质疏松之征象。

治疗常规除生活饮食调摄指导外，西药一般予补钙、维生素D双磷酸盐、降钙素、相应之激素等，以达到患者体内之正钙平衡，减少尿中羟脯酸之排泄，使骨密度改善，降低骨折之风险。

### 4.病机解析

中医学无骨质疏松之病名，但与古代文献中之骨蚀（骨有损也），骨痿（骨精髓减，腰脊不举，足不任地），骨痿（肾精伤则骨痿痿），以及骨枯、骨极等中医病名有某些近似之处。论其病因则不外禀赋不充、饮食失调、操劳过度、耗伤肾精，或久病及肾，年老气虚，肝肾不足，筋骨失养等。至于本病之病机中医学认为本病与人体之肾脏关系密切，按中医的藏象理论，肾具有多方面的功能，其中最重要者是"主骨，生髓"，"受五脏六腑之精气而藏之"，藏骨髓之气，不使无故流失，为一身阳明之根本，乃三焦之源，控制着人体的生长、发育、生殖、衰老过程。《黄帝内经》对此论述甚多，首先：《素问·五脏生成论》云"肾之合，骨也"，其中《阴阳应象大论》又说"在体为骨，在脏为肾"，《六节藏象论》则谓"其充在肾"。《上古天真论》指出"女子七岁肾气盛，齿更发长（而齿为骨之余）……四七筋骨坚……男子八岁肾气实，发长齿更……三八肾气平均，筋骨劲强，故真牙生而长极……五八肾气衰，发堕齿槁"。说明肾精充沛则骨骼生化有源，骨得充养而坚强有力，能耐久立行，不易折损。若肾精亏耗而不足，则骨失所养则松脆不坚，腰膝酸软，不耐劳作，骨痿易折。《素问·痿论》云"肾主身之骨骼……肾之热，则腰脊不举，骨枯而髓减，发为骨痿"。《灵枢·经脉》又说"足少阴（肾）气绝，则骨枯……髓不濡，即肉不着骨；骨肉不相亲，即肉濡而却……骨先死"。《千金要方·骨极》解释云"骨极者，主肾也，肾应骨，骨与肾合……肾病则骨极……手足痛，不能久立"等。骨质疏松者常感腰背疼痛，而"腰为肾之府"亦是肾虚骨痿使然。总而言之肾虚精亏不能荣骨，乃是本病之主要病机关键所在，而水不涵木肝失濡养，肝肾俱虚、脾肾不足等则为病机之继发性变化。

### 5. 治疗提要

根据上述病机，对于骨质疏松症之治疗总则应遵"虚则补之"的经旨。明代绮石《理虚元鉴·治虚有三本》云"治虚有三本，肺、脾、肾是也。肺为五脏之天，脾为百骸之母，肾为性命之根。治肺、治肾、治脾，治虚之道毕矣……盖肾之为脏。合水火二气，为五脏六腑之根……三脏既治，何虑水火乘时，乃统五脏以同归也"。另在其《理虚元鉴·肾痹论》中又说"宗筋不能束骨利机关，足难步履，腰背难以俯仰，坐卧难支。总因倾尽真元，而筋骨日痿也"。

从以上论述可知治疗骨质疏松综合征首要的措施是补肾益精以强骨，而肾中所藏之精必须依靠肺吸入的天气中之精气，纳入肾中以资补充。脾为后天之本，赖其将饮食水谷中游溢出的地气中的精气一部分输藏于肾以补充肾精。肝主筋，筋骨相联故柔肝可以养筋而利骨。所以，对本病之全面治疗还应辅以益气健脾，养肝，根据患者证情，统筹兼顾并妥善处理各种可能并存之继发或兼夹证候，方可获得相应之疗效。且因病程缠绵难愈，患者心情不佳，气机易于郁滞，故疏调亦不可少。

临床选药组方，肾虚骨痿，腰痛特剧，压缩骨折，久痛不已，俯仰转侧不灵者，可酌加杜仲、狗脊、续断、牛膝等。肾阴不足者，可加女贞子、枸杞子、肉苁蓉、褚实子等。肾阳虚之现象显著者加附片、肉桂、鹿茸或鹿角片等。湿气盛者减去熟地、当归，加苡仁、茯苓、通草。属于寒湿者，加苍术。久病入络，当归改用归须，加丝瓜络或橘络等。血滞成瘀者，加丹参、赤芍、红花以行血化瘀。其余化裁均根据患者之具体证情而定加减。

骨质疏松，随着人群平均寿命之增长，人口老龄化，已呈流行之势，亟待普及预防知识以降低发病率。发病之后，治疗难度较大，疗程亦长。目前一般治疗着重在降低骨折之风险，维持和增加骨量，缓解不适症状，较少顾及患者肌力及肢体活动及自身平衡力之改善，以及全身状态及生活质量之提升。故治疗应同时兼以疏调气机，而这方面正是中医药治疗的优势，能彰显辨证论治的处理特色。关于患者骨密度变化与中医肾虚证之关系，据吴光奎等学者之研究报告，补肾中药对围绝经期妇女之骨质疏松，确有预防和治疗作用［见《中医杂志》1996年37（9）：109］。这也表明应进一步发掘中医药治疗本病之优势以造福于人民。

### 6. 拓展应用

本方随证化裁亦可用于治疗骨质软化症（Qsteomalacia）之患者。该病症可见于长期居住于阴暗潮湿少见阳光的环境中，且饮食中又缺乏VitD及钙质之人。其骨质中矿物盐沉着不足，骨骼钙化不良，致骨质软化，因而易使脊椎、骨盆及四肢长骨发生非完全性骨折或假性骨折等症状。其病理变化特点是除了骨骼的纵向生长发育未受影响外，其余均与佝偻病相似，因此有人称骨质软化为成人佝偻病（Adult rickets）。从某些症状表现看，本病有"骨沉重感重、骨酸痛"，"腰脊不举、骨枯而髓减"等属于中医学骨痿、骨痹病的现象。其病因与病机多系居处条件不佳、长期营养不良、多胎生育之妇女，日久脾肾受损，导致脾运失健，肾精亏耗不能荣养骨骼，骨髓不充。症现腰腿骨痛，甚至影响行动，若局部压痛特剧者则提示可能有假性骨折（pseudo fracture）等情况出现，且近侧之肌肉无力。X光片可见广泛之骨质疏松、压力性骨骼变形及路塞线（Looser' line）等影像。治疗在补给VitD及钙制剂时，可予本方加补肾壮骨之品，以提高疗效。

## 十一、疏调抗艾汤

### 1. 药物组成

疏调气机汤加黄芪、人参、黄精、白花蛇舌草、紫花地丁、夏枯草。

## 2. 方义诠释

疏调抗艾方中之黄芪性味甘温，入手足太阴经，能益气升阳，固表止汗，托毒外出，利水消肿等，作用广泛。人体内清阳得升则浊阴自降，气机宣畅则正气得以鼓舞。且黄芪之有效成分对 HIV 有抑制作用，并能诱生 INFa，增加 IL-2，提升 CD4/CD8 之比值。人参秉性中和能大补人身五脏元气，扶正培本，生津安神，其皂甙对人体细胞及体液免疫均有广泛作用，能提升免疫功能，提高 LTT 促进 IL-2 之产生与 NK 细胞活性等。黄芪与人参互相配伍、一固肤表一补五脏，既善于益气又可生血养阴，乃扶助人身正气之要药，是为方中之"君"药。黄精性味甘平能滋阴润肺，补中益气兼可益精补血，其中所含之多糖成分经硫酸酯化之后具有较强的抗 HIV 作用，并可诱生 INF1 促 LTT，增加 CD4⁺T 淋巴细胞，提升机体免疫功能。白术甘苦性温是健脾燥湿之要药，且可益气固表、利水消肿，能治纳呆腹胀、倦怠乏力、大便溏泄等症；且其中所含之多糖成分具有较全面的免疫增强作用，可促进 LTT，提高 IL-2 分泌水平，调节胃肠功能，有利营养物质之吸收，与黄精合用共为方中之"臣药"。白花蛇舌草抗 HIV 之作用较强，且药效作用广泛，能清热解毒，散瘀消肿，利尿通淋，抗炎镇痛，调节在异常状态下的内脏功能，刺激网状内皮系统促进吞噬功能以及抗体的形成。夏枯草苦辛寒，能泻火散结，长于宣泄肝胆之郁火，畅利气机之运行，破痰火瘀结之瘰疬痰核，对口糜口疮均有清消作用，且其所含之多糖成分 Prunellin 有明显的抗 HIV 及单纯疱疹病毒 HSV（Herpes simplex virus）之功效。紫花地丁性味苦寒，能清热解毒、凉血消肿，可治邪毒炽盛所致皮肤黏膜之诸般病损疮痈疔毒；其全草所含之皂苷及黄酮类组分具有较强的抗病原微生物作用，可抑制 HIV，促进机体免疫功能。甘草性味甘平，可补中益气，祛痰止咳，清热解毒，且可调和方中诸药，与热药同用可缓其热，与寒药共用可缓其寒，能令方中诸药补而不至于骤、泻而不至于猛，故用为方中之"使药"。对于本方而言，甘草还有特殊作用，其中所含之黄酮成分与甘草甜素对于 HIV 有较强的抑制其复制增殖的作用，即通过抑制其逆转录酶 RT（Reverse Transcriptase）与整合酶而发挥对该病毒之抑制作用。

以上诸药相互配伍攻补兼施，扶正培本，具有维护免疫攻病逐邪、抑制病毒，缓解症状等作用。

### 3. 适应病证

人类免疫缺陷病毒（HIV，Human immunodeficiency virus）感染与获得性免疫缺陷综合征（AIDS，acquired immunodeficiency syndrome）是人体受到 HIV 感染后，继发机会性感染或恶性肿瘤致死的一组特殊综合征。本病始见于 20 世纪 80 年代，是一种经血液或性接触而互相传染的慢性传染病，发病后死亡率极高，目前尚无特殊疗法。受感染者，其病程一般经历三期四阶段：Ⅰ期 A、B 两个阶段，Ⅱ期亦分为 A、B 两阶段，Ⅲ期为艾滋病（full blown AIDS）最后阶段。

染毒之初处于Ⅰ A 期的患者可表现发热畏寒，咽痛，咳嗽等类似急性上呼吸道感染症状，或伴有皮疹和颈、腋下淋巴结肿大等现象。继而进入长时间可达 8~12 年的无症状期（或潜伏期）即Ⅰ B 期至Ⅱ B 期。但期间亦可见到较轻微的艾滋病现象（Lesser AIDS）或艾滋病相关综合征（AIDS-related complex，缩称 ARC），以及持续性全身淋巴结病 PGL（Persistent general lymphadenopathy）。

早期又称为前驱症状期或 LAIDS 期（即 Lesser AIDS 期），临床表现持续低热、盗汗、乏力、腹泻、纳呆、体重减轻、肝脾肿大等，甚至出现自身免疫性血小板减少性紫斑或神经症状。较突出的是 PGL 现象，全身性淋巴结肿大及腹股沟以外的两个区域的质硬、量多体积超过 1cm，历时 3 个月以上的肿大淋巴结。患者形体日愈消瘦等。艾滋病阶段或完全型艾滋病期 FBA（Full-Blown AIDS）属于最后阶段，此时患者的免疫功能已极度低下或已衰竭，可有高热，盗汗，咳嗽，腹泻，贫血，神经或精神症状，消瘦或恶病质，同时常并发多种条件性致病性病原体侵袭导致的机会性感染（Opportunistic infection），如多种细菌、病毒、寄生虫、真菌感染，而且容易发生多发性特发性出血性肉瘤（Multiple idiopathic hemorrhagic sarcoma，即 Kaposi's sarcoma）及恶性淋巴瘤等。此即属于 Ⅲ 期，又称为爆炸性艾滋病期（full blown AIDS），是为终末期或死亡期，一般约历时 2~3 年。机会性感染者病原体有卡氏肺囊虫、隐孢子虫、隐球菌、念珠菌、曲霉菌、巨细胞病毒、单纯疱疹病毒、水痘带状疱疹病毒，以及鸟分枝结核杆菌等。

### 4. 病机解析

从中西医有关理论融合的角度剖析艾滋病的病理机制，则 HIV 与宿主（人体）之间邪正交争的相互关系是决定病情发展与转归的关键环节。人体感染 HIV 病毒后，体内正邪交争，阴阳失衡，气血逆乱，邪毒壅遏，最终由正邪之盛衰决定患者之存亡。其病机变化发展的轨迹是"邪气"HIV 入侵体内，病毒为了自身的生存发展，势必通过损毁其所寄生的宿主靶细胞 $CD4^+T$ 淋巴细胞而增加其毒粒的复制与增殖。此时作为人体"正气"的适应性免疫机制则起而与邪毒抗争。受染人体欲尽力驱除滞留于人体内之病毒，于是正邪双方交争互斗，不断博弈，持续较量。当二者双方尚处于势均力敌之际，邪气每日约可孵出病毒颗粒 $10^9$ 之巨。而机体之正气亦能即时清除约 $10^7$~$10^9$ 之毒粒，从而使二者之间大体保持平衡。因此患者在较长时间内一如常人而无明显之不适应症状。但处于此期之病人若未能获得相应的医疗干预或治疗援助，则时移势易，随着病毒基因之变异，如由初期入侵之 NSI（non-syncytium inducing）型变为后期的 SI（syncytium inducing）型则毒力增强，人体受创更剧，正气崩溃加速；或病毒通过免疫逃逸途径而更加猖獗，侵袭更多的人体细胞和组织。久之患者体内阴精日耗，元气衰颓，形成气阴两虚之证。而邪气则日渐嚣张。当人体免疫系统中最主要的免疫调节细胞 $CD4^+T$ 淋巴细胞耗竭，正气大衰，邪气特盛，患者体内气血阴阳俱损殆尽，瘀血、痰湿、秽浊、火毒等继发性内生邪气弥漫三焦，逆乱气机，壅遏脏腑，终至免疫系统完全崩溃，正气耗竭，于是各种机会性感染或肿瘤接踵而至，终于危及患者生命。染毒初期及中前期，患者几乎毫无异常症状，其证候殆属于"潜证"或"隐证"之类，晚期正衰邪盛则属"疑难杂症"。

### 5. 治疗提要

本病之治疗首在权衡患者体内正邪之消长，以病为主，以证为辅进行治疗，扶正祛邪、攻补兼施、标本同治而又有轻重缓急之分；立方遣药当有所权重，旨在从患者病情实际出发，强化其治疗措施之针对性。具体用药宜首选既可抑制病毒以驱邪、又能维护人体免疫功能而扶正，具有双向作用之中药，依君臣佐使之制方法度有序组合。俾能利用方中多种有效成分与活性部位，发挥多层次、多靶点之整体综合治疗效应，达到《内经》所指出的"杂合以治，各得其所宜"的效果。凡已感染 HIV 尚未发展为 AIDS 之患者则宜用扶正抗毒之法治之，已成 AIDS 或 ARC 者，当祛邪毒、培根本以保生。关于具体证候则选用对应之药物给予治疗。具体化裁选药，若患者出现纳呆、腹泻等脾虚湿盛证候则可选加健脾祛湿之品如山药、苍术、苡仁、砂仁等。盗汗、咽干、五心烦热等阴虚内热者，可加滋阴清虚热之生地、知母、黄柏、地骨皮、女贞子等。情绪抑郁、胁部胀痛、喜出长气等肝气不舒者，则疏调汤中已有柴胡、枳壳、郁金、香附等疏肝理气之品。腋下及腹股沟等处出现痰瘀互结的瘰疬痰核淋巴结肿大者，可加消痰、散结、软坚之药，如牡蛎、浙贝母、莪术等。肺失肃降而出现咳嗽等症状者可加杏仁、前胡、百部、桑白皮等。

在上述所加之药物中，值得重视的是女贞子与桑白皮。因为女贞子甘苦性凉，能滋肾养肝，可治虚火内炽、骨蒸痨热、腰膝酸软，其有效成分女贞素 Ligstrin 对细胞免疫和体液免疫均有促进作用，可促进 LTT，提高 T 细胞之免疫反应及免疫生化酶腺苷脱氨酶及 ADA 活性等；桑白皮可泄肺热而平喘咳，行水饮而消肿满，清热祛痰，畅利气机，能散瘀结及瘰疬痰核，解壅遏之肺气，对口腔糜烂有清消之效，且其有效成分桑根白皮素 Marusin-4-glucosid 及柔酮 H 等均有较强的抗 HIV 作用，故可优先选用。

若按其病程进展之不同阶段选用药物则可参考以下所述：

### 艾滋病病程分期标准

| | Ⅰ期（6~12月） | Ⅱ期（6~7.5年） | Ⅲ期（2~3年） |
|---|---|---|---|
| 病程阶段 | HIV 入侵→ⅠA 期→ⅠB 期→ⅡA 期→ⅡB 期→艾滋病期 | | |
| 病理指标 | CD4＞500/ml | CD4＞350~200/ml | CD4＜200/ml |
| 临床表现 | 急性感染综合征<br>无症状病毒携带<br>持续性全身淋巴结病 | 轻微艾滋病现象<br>艾滋病相关综合征 | 艾滋病期 |
| 病毒携带 | 无症状病毒携带 | 无症状病毒携带 | 有症状病毒携带 |

处于ⅠA期之患者，若出现急性感染综合征 AIS（acute infection syndrome）。一般属于毒邪犯表之证，其病机多为毒邪入于肌肤腠理，致令表卫不和，肺失宣降，痰瘀互结。症见发热、头痛、体疼、咽痛、咳嗽、咯痰，颈腋等处瘰疬痰核等，此时患者自身之正气尚可，当予祛邪解表为主之法治疗，用药首先柴胡、牛蒡子、桑白皮、黄芩、连翘、鱼腥草等；偏寒者选白芷、防风等。ⅠB期症见"马刀挟瘿，瘰疬痰核"持续性全身淋巴结病 PGL（persistent general lymphadenopathy）属痰瘀互结之证，治当予活血豁痰，软坚散结之法，可首选夏枯草、红花、莪术、苡仁、白花蛇舌草，再辅以其他相应之药物治疗。

处于ⅠA至ⅡA之间之患者，有的属于无症状之带毒者 AC（asymptomatic carrier），有的属于轻微艾滋病（Lesser AIDS），临床可见倦怠无力、多汗、易感冒、盗汗、头晕目眩、低热口干、淋巴结肿大。证属气阴两虚、痰瘀互结，治宜益气养阴扶正固本为主，兼以活血化瘀，豁痰散结。用药可选人参、黄芪、白术、黄精、女贞子、旱莲草、山萸肉、苡仁、莪术、夏枯草等。属于气血两虚之证夜眠欠佳者，治宜益气养血安神法，用药可选党参、当归、黄芪、桑椹子、酸枣仁、百合等。兼见肝郁化火之证，表现眩晕头痛、目赤面红、两肋胀痛、口苦心烦、易怒、舌红苔黄而干、脉弦数者，治宜疏肝解郁、清热泻火之法，用药可选柴胡、夏枯草、黄芩、栀子、苦丁茶、白蒺藜等。

ⅡB期旧称艾滋病相关复合征ARC（AIDS-releted complex），症见发热、无力、盗汗、消瘦、皮疹脓包、带状疱疹、咳嗽血痰、口咽溃疡、恶呕腹泻、排尿不畅、瘰疬痰核等，证属气阴两虚、热毒壅遏、秽浊阻中者，治予益气养阴、清热解毒、辟秽畅中。用药可选黄芪、西洋参、女贞子、金银花、紫花地丁、鱼腥草、连翘、白花蛇舌草、夏枯草、沉香、石菖蒲等。

第Ⅲ期为完全型AIDS，西方习称"充满爆炸性艾滋病"（full-blown AIDS），此时患者体内正气已衰竭，邪势特嚣张，各种机会感染或肿瘤接踵而至，发热咳嗽、腹泻、皮肤及口腔黏膜等病损加剧或出现肿瘤，甚至痴呆昏迷，病情复杂凶险，濒临死亡。证属火热湿毒者，可予泻火解毒治法，选药如黄芩、黄连、金银花、紫花地丁、白花蛇舌草、穿心莲等；痰瘀互结成瘤者，可予活血豁痰软坚散结，选药如红花、莪术、昆布、苡仁等；属于心脾湿热证所致之口糜等现象者，可予清心脾祛湿热之法，用药如茵陈、栀子、黄芩、连翘、苦参等均可供选择；属风痰上涌，蒙蔽心窍之而出现神志不清者，可予祛风豁痰宣窍之法选用石菖蒲、麝香等药；属脾肾阳虚、久泻不已者，宜予温肾健脾固涩之法，用药可选附片、白术、诃子、丁香、山药、补骨脂、五倍子等。

总之，HIV/AIDS之中医药临床治疗，应以全面的辨证论治为主，旨在增强组方用药之针对性，宜按对证、对病、对症"三对应"的原则施行。凡属作用广泛，能收一举两得或多得之效的药物，当属首选之品。

## 6. 拓展应用

HIV/AIDS是人类疾病谱中新出现的传染病之一，对人们的健康威胁较大。现代医学对其病原体及发病机制的研究已相当深入，达到了分子水平，但至今尚无满意的治疗方法。目前所用的抗反转录病毒的高效疗法 HAART（highly active antiretroviral therapy）利用一个蛋白酶抑制剂（protease inhibitor）加两个核苷类反转录酶抑制剂（nucleoside reverse transcriptase inhibitor）即 1PI+2NRTI 对该病患者进行治疗，虽可达到最大限度地降低病毒载量，获得一定程度之免疫重建，但其毒副作用和不良反应足以损伤人体之正气。中医药复方辨证治病结合用药，全面调节患者体内失常之气血阴阳，扶正祛邪，罹病初期便可应用，且较安全，不易产生耐药现象，能相应地改善和维护患者之免疫功能，改善其生存质量，延长患者寿命，此为中医药之优势。若与西药 HAART 共同施治，则可发挥减轻西药毒副作用反应，增强疗效，提高患者对治疗之依从性，促进免疫重建等有利作用。

截至 2012 年 11 月，我国 HIV/AIDS 患者约 49 万余人，云南省约 10 万人，约占全国总患者数的五分之一，其传播趋势已由高危人群向一般人群扩散，防治任务艰巨。笔者为云南省艾滋病项目组亲手制定了两个针对性的中药复方，名为康爱保生丸与扶正抗毒丸，经省食品药品监管局批准为院内制剂用于临床，自 2006 年至 2012 年已治疗该病患者 6785 例，获得初步之预期疗效和较好的社会效益，提示中医药的治疗优势应继续发掘。疏调抗艾方已纳入了该两种复方之精华，可拓展应用于潜伏期内无症状的 HIV 病毒携带者之治疗。

关于本病之病原体 HIV，属于反转录病毒科（Retroviridae）慢病毒属的噬人类 T 淋巴细胞病毒之一。电镜下成球形或杆状，外围嵌有糖蛋白刺突状结构的包膜，核心为棒状或截头圆锥状，含反转录酶和核衣壳蛋白，基因组的结构和组合形成较其他病毒复杂。进入人体后能选择性地吸附于靶细胞的 CD4 受体上，继而穿入宿主该种细胞，然后脱壳进行反转录，合成其基因组 CDNA，再经整合成为前病毒（proviras）潜伏于宿主细胞 DNA 中。当这种前病毒被激活而进行自身转录时，则 DNA 形成 RNA 并拼接成病毒之 mRNA，再经翻译装配获得包膜，病毒颗粒则已成熟。便可通过芽生方式释放而出，攻击更多之靶细胞，摧毁人体之免疫能力，置人于死。因此有学者认为病毒是"同人类争夺地球统治权的最微小的唯一竞争者"。幸好 HIV 对理化因素的抵抗力有限，56℃ 30 分钟便可灭活，在 20℃至 -20℃时其活性可保持七天。在室温中 0.5% 的次氯酸钠液或 70% 的酒精中只需 1 分钟即不能检出 RI 酶活性，30% 之酒精 5 分钟，20% 的酒精 10 分钟均可使 HIV 灭活。然而在人体中则有 8%~10% 的病毒可以长期存活达 12 年以上。故 AC 之人是公认的传染源中最危险者。

以上都是张老对于艾滋病之解读和多年来治疗 HIV/AIDS 的经验，供同道参考。

# 跋 语

　　实践是认识之母，本书来自长期坚持中医临证实践，深入学习国医历代有关文献，勤于思考，自觉遵循中医学的传统研究方法。熟读经典，精准继承，认真实践，积累辨证治疗之体验，潜心思考，深化感性认识，通过心悟历程获得理性认识，传习日久逐渐成文。然而限于主客观条件，尚未顾及全面之疏调疗法，因此无论其深度，广度及水平等均有待提升。

　　关于"一体两翼"的疏调治疗理念及其附方"疏调汤"略具新意，不同于一般的疏肝理气之法，施用于与气机失常有关的患者，颇有效验，深受病家青睐。这是深信中华医药文化之宝贵，精准继承祖先的卓越认识成果，又经长期反复之实践检验所得。既能自持，亦有自知。首先没有标新立异之心，更无轻视古人原创理论之意。否则便如滑伯仁所言"若出新意而弃旧学以为无用，则非愚无知，则狂而已"（见元·滑寿《难经》汇考序）。疏调气机并不是一种孤立的治疗方法，疏调汤虽被门人视为广谱通用之基础方剂，但其适应范围也是有限度的，非绝对的广谱通用。临床欲借此获取满意的预期疗效，也是有条件的，且非百分之百可得。总之学无止境，实践第一，研究工作也无尽时。对于云岭疏调学派而言"昔日之成不足以自矜，今日之获不足以自限"（清·龚自珍语）当知"来者之可追"（晋·陶潜《归去来》词）。

　　目前所欠缺者，一是现代化的基础性实验研究不足，临床试验疗效的研究尚未按药品临床试验质量管理规范即 GCP（Good clinical practice）要求和循证医学与临床流行病学（Evidnce Based Medicine and Clinical Epidemiology）的原则与方法进行规范化的群体研究（patients/population reseach）获取最佳证据（best evidence）使该项治疗方法之临床应用更加有理由使人信服。然而，只要植根于长期的社会医疗实践，机理明晰，可操作性强，疗效确切，可以重复，则也不影响此法及其方药之推广应用。

至于疏调汤的学术意义与应用原则，愚意以为明代医学家张介宾之言可供借鉴和参考。在其巨著《景岳全书·卷之十五·新方八略引》中云："药不执方，合宜而用，此方之不必有也。方以法立，法以制宜，此方之不可无也。夫方之善者，得其宜也，得其宜者可以为法也……必善于知方者，斯可以执方，亦可以不执方……方之不可废者，正欲以启发人耳……此其中有心得焉，有经验焉，有古之未备者焉……然用方之意贵在圆通。圆活宜从三思，执须有定见，既能执持，又能圆通"此垂世之论可为活用疏调汤之指南针也。

杏林九旬叟　张　震　谨识

2017 年 6 月于昆明